Die Deutsche Nationalbibliothek verzeichnet diese Publikation in der Deutschen Nationalbibliografie; detaillierte Daten sind im Internet über http://dnb.d-nb.de abrufbar.

1. Auflage

Lili Stollowsky
©2018
Herstellung und Verlag:
BoD – Books on Demand, Norderstedt

ISBN: 9 – 783752 – 884937

Lili Stollowsky

Unser Körper ist ein
geheimnisvolles Wunder

Unser Körper ist ein Wunder. Ein Wunder aus Abermilliarden von Zellen. Jede einzelne dieser Zellen lebt und arbeitet friedlich an ihrem Platz im Organismus.

Und jede einzelne von ihnen ist bereits ein Wunder. Ein Kraftwerk der Natur mit eigenem Energiehaushalt, Fortbewegungsmöglichkeiten und winzigen Atmungsorganen. Wir wissen scheinbar alles über den Gang der menschlichen Evolution und die spiraligen Windungen der DNS, über Biologie und die feinstofflichen Vorgänge in der Leber, den Nieren oder dem Gehirn. In Wahrheit wissen wir nichts. Nichts von dem, was jeder Zelle das Leben verleiht und nichts von dem, was den wundervollen Zusammenschluss aller Zellen zu einem lebendigen Körper werden lässt. Es ist ein Wunder. Oder ein Geheimnis. Das Leben ist ein Geheimnis. Keine naturwissenschaftliche Forschung wird dieses Geheimnis des Lebens jemals ergründen, auch wenn die moderne Wissenschaft es lautstark prophezeit.

Ein Wunder lässt sich nicht mit Elektronenmikroskopen oder einer genetischen Entschlüsselung beweisen. Ein Wunder lässt sich nur in Demut und Dankbarkeit betrachten.

Ist nicht jeder Mensch dankbar, wenn sein Körper es schafft, ihn von einer schwierigen Krankheit genesen zu lassen? Sind nicht alle Eltern dankbar, wenn ein gesundes Kind das Licht der Welt erblickt? Empfinden wir nicht Demut, wenn wir dem Tod gegenüberstehen? Dem eigenen, dem eines Freundes oder dem eines Familienangehörigen.

Das Leben ist ein Geheimnis. Ein zerbrechliches Geheimnis. Alles Lebendige ist zerbrechlich. Wir wissen, dass wir sterben müssen und dass dieser Körper, der uns durch das Leben trägt, eines Tages nicht mehr sein wird. Unser Leben, das einzige, das wir kennen, ist dann vorbei. Verweht zu Asche und Staub. Etwa viertausend Wochen hat es nur gedauert. Eine kurze Zeit!

Aber das geheimnisvolle Wunder ist auch kraftvoll und stark. Das Leben setzt sich immer wieder durch. Aus Trümmern wachsen Blumen, neue Pläne werden geschmiedet, neue Kinder geboren und neue Hoffnung geschöpft.

Unser Körper ist ein Wunder. Und er ist unser bester Freund. Der einzige, der uns niemals verlassen wird. Der uns niemals verraten wird und niemals treulos ist. Er ist eines der kompliziertesten Wunderwerke der Evolution. Ein lebendiger Organismus, der gleichzeitig frühstücken, die Zeitung lesen und über den Traum der letzten Nacht nachdenken kann. Der laufen, tanzen oder ein Baby gebären kann, einen perfekten lebendigen Organismus.

Warum soll man diesem besten Freund nicht einmal für seine Dienste danken? Mit einem Gedicht, einem Gebet oder einem Lobgesang?

Ein Dank für den Körper? Wozu soll das gut sein? Wenn man krank wird, legt man sich ins Bett oder geht zum Arzt, schluckt ein paar Tabletten und wartet, bis man wieder gesund ist. Vielleicht schwört man auf die Naturheilkunde und nimmt lieber ein homöopathisches Kügelchen. Manchmal hilft aber beides nicht. Weder Kügelchen noch Tablette. Dann muss man operiert werden oder erhält eine Chemotherapie. Manche Krankheiten entwickeln sich auch chronisch. Oder sogar lebensbedrohlich. Da könnte man schon ein Gebet anstimmen. Aber nur so? Ohne Grund? Was ist denn ein Gebet anderes als Liebe und Aufmerksamkeit? Hinhören. Lauschen. Zuwendung. Sogar eine Blume reagiert auf persönliche Ansprache. Sie wächst besser und blüht schöner. Warum soll die Niere sich nicht freuen, wenn man sie endlich einmal lobt und ihr dankt. Sie wird mit einer besseren Durchblutung antworten. Das Herz wird vor Freude ein paar extrasystolische Kapriolen schlagen. Der Magen hat keinen Grund mehr, sauer zu sein. Und selbst der Nagel am großen Zeh wird vor Spaß ein dickes Loch in den Strumpf bohren.

Ein Lobgesang für Deinen Körper? Probiere es doch einfach aus. Wenn Du gesund bist, ist es eine Prophylaxe und dient nur der Freude. Wenn Du krank bist, ist es notwendig und kann sehr oft wiederholt werden. Du wirst spüren, daß Du Antwort erhälst. Mit der Zeit kannst Du lernen, Dich mit Deiner Lunge, der Leber oder der Schilddrüse, Deinen Knochen oder Deinen Blutkörperchen zu unterhalten. Es gibt Menschen, die haben auf diese Weise einen Krebs geheilt.

Dein Körper bist Du. Eine vollkommene Einheit zwischen Leib und Seele. Sprich mit Deinen Händen und Füßen. Sprich mit den inneren Organen. Sprich mit Deiner Wirbelsäule, die Dich durch Dein Leben trägt. Sprich mit Deinen Sinnesorganen, diesen Rezeptoren der Glückseligkeit, ohne die Du heimatlos, verloren und völlig orientierungslos durch ein fremdes Weltall taumeln würdest. Feiere Dein Atemsystem, Deine Drüsen, die Hormone, die in Dir herumspringen und auch die winzigen Mitbewohner auf und in Deinem Körper, ohne die Du nicht leben könntest. Feiere Dein Inneres und Dein Äußeres. Lehne nichts an Deinem Körper ab. Alles an Deinem Körper ist ein Wunder.

Und eines der faszinierendsten Wunder dieses Körpers ist, dass er sich ansprechen lässt, dass jeder in seinen eigenen Worten mit seinem Körper ins Gespräch kommen kann. Ihn fragen kann, was er braucht, was ihm fehlt, was ihn schmerzt und natürlich auch, was er mag und was ihn freut.

Das hört sich an wie ein Geheimnis. Aber es ist kein Geheimnis. Du sprichst Deinen Körper mit Liebe und Aufmerksamkeit an, den Körper im Ganzen oder einzelne Körperteile, und Dein Gehirn, die große graue Walnuß, schickt die liebevolle Botschaft einfach weiter. Mehr brauchst Du nicht zu tun.

Dieses Buch ist kein medizinisches Lehrbuch und es erhebt keinen Anspruch auf anatomische Vollständigkeit. Es ist nur eine Art Lied für das Leben und den lebendigen Körper, gesungen in Buchstaben.

Selbstverständlich springe ich morgens aus dem Bett
und denke nicht darüber nach,
welches Geschenk mir gegeben ist
Ich lebe
Ich kann mich bewegen, laufen springen und tanzen
Ich atme, esse und verdaue
Mein Herz schlägt zuverlässig
Das Adergeflecht meiner Blutgefäße
bringt frischen Sauerstoff an jeden Ort meines Körpers
Ich sehe, höre, rieche und schmecke
Meine Haut empfängt die Sanftheit eines
Frühsommermorgens
Ich lebe und liebe
Dich und Dich und mich
Ich kann fühlen spüren und wahrnehmen
begreifen verstehen und erkennen
Ich kann träumen bei Tag und in der Nacht
Mein Körper, mein Geist und meine Seele
sind eine harmonische Einheit und sie sagt: Ich bin
Ich lebe und darf für eine kurze Zeit teilhaben
an diesem Wunder des Lebens
Sollte ich nicht jeden Tag einen winzigen Moment,
nur einen einzigen winzigen Moment
dankbar sein für dieses Geschenk?

Beginnen wir mit dem kleinsten Baustein des Körpers, der Zelle. Unser Körper ist wie eine Stadt. Eine lebendige Großstadt mit Milliarden von Häusern und Gebäuden. Alle Häuser zusammen ergeben das Bild der Stadt. Die einzelnen Häuser entsprechen den einzelnen Zellen. Alle Zellen zusammen ergeben das Bild unseres Körpers.

In dieser Körper-Stadt ist alles vorhanden, was für ein gutes Leben notwendig ist. Ein Krankenhaus mit Rettungssanitätern, ein Pizza-Service, ein Klärwerk, Alarmanlagen, breite Prachtstraßen und verwinkelte Gässchen, Frischluftoasen, ein Sex-Shop und ein Bürgermeister.

Der Bürgermeister ist natürlich das Gehirn. Und so wie das Rathaus einer Stadt aus vielen Gebäuden und Nebengebäuden besteht, besteht auch unser Gehirn aus vielen Zellen. Diese Gehirnzellen haben alle gemeinsam nur eine Aufgabe, nämlich: Bürgermeister sein. Sie nehmen diese Aufgabe ausgesprochen ernst und lassen sich niemals von ihrer Arbeit ablenken. Keine Gehirnzelle beschließt, plötzlich Nierenzelle zu werden oder sich in der Gestalt eines Blutkörperchens als Rettungssanitäter zu betätigen. Vom Kopf bis zu den Zehen herrscht Ordnung in der Stadt.

Jede Zelle steht alleine und gleichzeitig in friedlichem Verbund mit seinen Nachbarzellen. Abermillionen von Darmzellen bilden gemeinsam den Darm. Alle sehen gleich aus, haben die gleiche Aufgabe und erfüllen den gleichen Zweck. Sie sind Teil des städtischen Klärwerks. Die Bronchial- und Lungenzellen sind die Frischluftoasen. Blutgefäße bilden die Straßen. Der Pizza-Service erstreckt sich von den Zähnen, über die Geschmacksknospen der

Zunge, durch die Speiseröhre bis weit in den Magen hinein. Das Alarmsystem wird von den verzweigten Nervenzellen betrieben. Nur der Sex-Shop bildet eine Ausnahme. In seinem sichtbaren Warenangebot führt er die Zellen, die die Geschlechtsorgane bilden, doch unter der Ladentheke hat er etwas Besonders zu bieten. Im Unterschied zu allen anderen Körperzellen, haben Eizelle und Samenzelle nur einen halben Chromosomensatz. In dem spiralig gewundenen Kern der Erbsubstanz liegen nicht 46 wie üblich, sondern nur 23 dieser Informationsträger. Wenn väterliche und mütterliche Hälfte bei der Zeugung zusammenkommen, ergibt sich der vollständige Satz an Chromosomen.

Über das Geschlecht des werdenden Kindes, entscheidet immer der Vater. Trägt seine Samenzelle ein Y-Chromosom, wird es ein Sohn, bei einem X-Chromosom eine Tochter. Ob das Kind schwarze oder blonde Haare haben wird, entscheiden die Gene, die Erbanlagen. Gene enthalten chemische Stoffe, die Namen wie beispielsweise Desoxyribonukleinsäure tragen. Abgekürzt nennt man es einfach DNS. Die DNS enthält alle Informationen, die die Zelle für ihre Funktionen braucht. Die DNS jeder Muskelzelle weiß, dass sie sich bei Turnübungen zusammenziehen muss und die DNS jeder Schleimzelle weiß, dass sie Schleim zu bilden hat. Die verschiedenen Zellen sind für ihre verschiedenen Aufgaben hervorragend spezialisiert. Außer den Stammzellen. Die können alles. Entstanden aus der befruchteten Eizelle, basteln diese embryonalen Superzellen innerhalb von zwölf Wochen einen kompletten neuen Menschen mit differenzierten Organen. Die Stammzelle ist eine wahre Wunderzelle. Je nach Bedarf zaubert sie ein Herz, eine Niere oder einen kleinen Fingernagel aus dem

Hut. Deshalb sind Stammzellen für die Wissenschaft auch so interessant. Und wer weiß, was die Gen-Forschung in absehbarer Zeit aus diesen Zellen noch zusammenbaut. Vielleicht einen Mensch mit sechs oder acht Armen. Für angestrengte Mütter wäre das eine gute Idee. Oder sollten wir lieber vorsichtig mit dem umgehen, was die Evolution in Jahrmillionen geschaffen hat und was sich als perfekt für den Menschen erwiesen hat?

Jede einzelne Zelle des menschlichen Körpers ist nämlich mehr als perfekt. Jede kann atmen und sich teilen, manche bewegen sich sogar eigenständig fort. Jede ist bereit, in friedlicher Gemeinschaft mit ihren Nachbarzellen zu arbeiten. Jede Zelle hat ihren eigenen Stoffwechsel, einen eigenen Rhythmus und ihr eigenes Leben. Und doch leben sie alle nur für uns.

Ihr Abermilliarden von Zellen
die Ihr meinen Körper formt
keine einzige von Euch ist je zu sehen
Ihr lebt Euer kleines Leben
und atmet und liebt und sterbt
während ich
– glaubend –
auf Euch nicht angewiesen zu sein
in Wahrheit ohne Euch nicht sichtbar wär
Nichts von mir gäbe es auf dieser Welt
dennoch opfert Ihr bereitwillig
Euer Leben für mich
Ihr Hautzellen, die Ihr nur wenige Tage existiert
Ihr weißen Blutkörperchen, die Ihr Euch für mich töten lasst
Ihr Fresszellen, die Ihr Bakterien tötet
die Euch an Größe gleich
gefährlich gegenüberstehen
Ich möchte Euch einmal in meinem Leben danken
Euch allen
zahllosen
tüchtigen
winzigen
Wunder
meines Lebens

Frauen sind angeblich mehr emotional. Sie mögen kleine Babys, haben Angst im Dunklen und reden ununterbrochen. Frauen sind Tiefbauingenieurin, Astronautin oder gewinnen den Nobelpreis. Manche wandern sogar monatelang allein durch die Wüste. Frauen sind eben unterschiedlich veranlagte Menschen. Das ist alles. Sie haben weibliche Geschlechtsorgane und werden von weiblichen Hormonen gesteuert. Das ist der einzige kleine Unterschied. Der Rest ist nur anerzogen und abhängig vom jeweiligen gesellschaftlichen Umfeld, in dem die einzelne Frau aufwächst und lebt.

Aus der undifferenzierten Geschlechtsknospe eines Embryos entwickeln sich schnell differenzierte Geschlechtsorgane. Bei der Geburt ist das Mädchen eindeutig ein Mädchen. In ihren Eierstöcken, den Ovarien, liegen schon 400.000 Ur-Eizellen bereit. Nach der Entwicklung zur Geschlechtsreife, der Pubertät, verwandelt sich jeden Monat eine dieser Ur-Eizellen in eine befruchtungsfähige Eizelle. Diese, dann Follikel genannt, drängt sich an die Oberfläche des Eierstocks, springt in der Mitte des Menstruationszyklus in den Eileiter und wartet dort auf Besuch der Samenzellen. Die Eileiter sind bleistiftdünne Kanälchen, die jeweils einen Eierstock mit dem Uterus, der Gebärmutter, verbinden. Der Follikel sendet hormonelle Signale in das Gehirn und stimuliert dadurch die Gebärmutter, ihre Schleimhaut zu einem weichen Nest aufzupolstern. Der beim Eisprung im Ovar zurückgebliebene Gelbkörper, sendet ebenfalls Hormone in das weibliche Gehirn. Diese ausgesendeten Hormone sind das bekannte Östrogen und Gestagen. Ist keine Befruchtung erfolgt, sinken diese Hormone wieder ab und die Schleimhaut der Gebärmutter wird samt der unbefruchteten Eizelle durch die Menstruation hinausbefördert. Dreißig bis vierzig Jahre ihres Lebens unterliegen alle Frauen diesem Zyklus. Eisprung, Aufbau der Gebärmutterschleimhaut, Vorbereitung auf eine Schwangerschaft, Abbau der Schleimhaut und Blutung. Nichts Geheimnisvolles. Nur der Lauf der Natur.

Bricht sich dieser Lauf der Natur allerdings Bahn und wird die Eizelle befruchtet, steigern die Hormone rasant ihre Produktion und sorgen dafür, dass das werdende Leben sicheren Schutz erhält. Die Durchblutung der Gebärmutter und äußeren Genitalien, der Vagina und der Labien, der Schamlippen, wird verstärkt. Die Brüste wachsen. Der Uterus, ein birnenförmiges Hohlorgan, dehnt sich bis zum Ende der Schwangerschaft auf das 20-fache seiner ursprünglichen Größe aus. Seine Muskelfasern schieben unter der Geburt das Kind durch die Vagina, die Scheide, nach außen. Unter dem Einfluss von Prolaktin, einem milchbildenden Hormon, produzieren die Brüste Nahrung für das Neugeborene. Die Brust besteht aus Fett, Bindegewebe und milchbildenden Drüsen. Durch das Liebeshormon Oxytocin wird die Milch dann reflexartig freigegeben. Das Oxytocin ist aber auch Urheber des sexuellen Begehrens. Winzige Drüsen befeuchten den Eingang der Scheide und das Schwellkörpergewebe der Klitoris signalisiert mit seinen hochsensiblen Nervenenden Lust nach sexueller Vereinigung mit einem Mann. Vielleicht macht sich gerade im Moment wieder eine der Ur-Eizellen zum Sprung bereit. Frauen mögen einfach kleine Babys. Und sind heutzutage gleichzeitig Nobelpreisträgerin.

Wunderbarer Körper einer Frau
geschmeidige Rundung der Hüften
duftendes seidiges Haar und ein Korallenmund
Samtige Haut, weiche Brüste
schutzspendend und sanft
Gebettet am ewigen Puls des Lebens
ein waagrecht liegendes Schamdreieck
verlockend auf einem Hügel gelegen
Die Vagina, die Rosenblättrige
wie sie duftet und wie viel Lust sie schenkt
Die Klitoris, Perle der endlosen Ekstase
in den Venuslippen versteckt
Die Gebärmutter
der Kopf eines Stieres mit Hörnern
Der Zyklus
rhythmisch wie die Jahreszeiten der Erde
Die Fähigkeit, Leben zu schenken
Der Bauch rundet sich und sinkt tiefer zur Erde
Die Geburt
ehrfurchtsgebietend
bahnt sich ein neuer Mensch seinen Weg
und die Brüste werden zum Land
in dem Milch und Honig fließen
Wunderbarer Körper einer Frau

Auch Männer sind unterschiedlich veranlagte Menschen. Nicht alle sind breit gebaut und haarig wie ein Gorilla. Oder mutig, erfolgreich und stark. Männer sind ebenso wie Frauen ihrem sozialen Umfeld unterworfen und an gesellschaftliche Normen gebunden. Im Unterschied zu Frauen geben sie nur ungern zu, dass auch sie manchmal Angst im Dunklen haben.

Männer werden von männlichen Hormonen gesteuert und haben männliche Geschlechtsorgane. Der winzige Penisknubbel eines neugeborenen Buben entwickelt sich während der Pubertät zu dem durchschnittlich etwa zehn bis zwölf Zentimeter langen Penis eines erwachsenen Mannes. Bei sexueller Erregung richtet sich dieser Zauberstab auf und entfaltet seine volle Länge. So wie Frauen ihre Brüste einer zu kritischen Beurteilung unterziehen, machen sich auch Männer oft Sorgen um die Länge ihres guten Stücks. Ein im schlaffen Zustand kleinerer Penis braucht bei der Erektion den Vergleich mit einem im schlaffen Zustand größeren Exemplar nicht zu scheuen. Für ein gelungenes Liebesspiel sind Zärtlichkeit und Leidenschaft ohnehin wichtiger als Zentimeter. Bevor es zu diesem Liebesspiel kommt, muss der Penis sich aber erstmal aufrichten. Über den Erektionsreflex, der an erotische Stimmungen des Nervensystems gekoppelt ist, wird arterielles Blut in den Penis gepumpt, seine Muskulatur zum Erschlaffen gebracht und der venöse Blutrückfluss gestaut. Nach diesen Vorbereitungen vergrößern sich Schwellkörper in seinem Inneren und Hüllen aus Bindegewebe werden straff. Dann steht er für alle Abenteuer bereit.

Bei jungen Männern klappt dieser hochkomplizierte Vorgang in Sekunden, ältere Männer mit ihrem weisen und nicht mehr so heißblütigen Penis, machen diesen Zeitnachteil mit Erfahrung wieder wett. Die Qualität der Samenfädchen, der Spermien, ist in jedem Lebensalter des Mannes gleich, weil die beiden Hoden das ganze Leben lang neuen Samen produzieren. In den gewundenen Kanälchen der Hoden werden die so genannten Ur-Samenzellen hergestellt und nach ein bis drei Wochen Reifung in den Gängen der Nebenhoden gelagert. Hoden und Nebenhoden befinden sich im Hodensack. Dieser Beutel mit seiner gerunzelten Haut ist eine der grandiosesten Erfindungen der Natur, denn die wärmeempfindlichen Spermien können dort praktischerweise außerhalb der Körpertemperatur aufbewahrt werden. Neben der Samenproduktion sind die Hoden für die Herstellung des männlichen Hormons, das Testosteron, zuständig.

Gerät dieses Hormon in Wallung, werden die Spermien aus den Nebenhoden durch zwei etwa 60 Zentimeter lange Samenleiter, die im Leistenkanal bis zur Harnblase laufen, Richtung Penis befördert. Direkt hinter der Harnblase münden die Samenstränge in die Harnröhre. Die Prostata verleiht den Samenfädchen mit gallertartigen Sekreten Beweglichkeit. Die Prostata oder auch Vorsteherdrüse genannt, besteht aus mehreren Läppchen, die sich mit zunehmendem Alter ausdehnen und beim Wasserlassen Probleme bereiten können. Ein einzelnes Spermium sieht aus wie eine Kaulquappe. Es hat einen Kopf, in dem die Chromosomen mit den Erbinformationen sitzen, einen Mittelteil und einen geschlängelten Schwanz. Bei der Ejakulation, dem Samenerguss, werden etwa 300 bis 400 Millionen Spermien ausgestoßen. Die milchig-trübe Flüssigkeit des Ejakulats besteht zum größten Teil aus Prostatasekret, die einzelnen Spermien sind für das bloße

Auge nicht zu erkennen. Mit peitschenden Bewegungen machen sich die Spermien, die nur für ein bis zwei Tage befruchtungsfähig bleiben, zielstrebig auf den Weg zu einer eventuell wartenden Eizelle.

Wunderbarer Körper eines Mannes
Der Duft Deiner Achselhöhlen
kein Deodorant zwischen Dir und mir
Dein kratzender Bart
und das scharf gekräuselte Schamhaar
wecken mein Verlangen nach Dir
Dein stolzes Schwert
mit dem weichen behutsamen Kopf
findet den Weg
den richtigen Weg
und wir fliegen im Atem der Nacht
im Rhythmus des Lebens
in Leidenschaft Rausch und Ekstase
Begierde Verlangen und Lust
Für einen Augenblick
ist alle Trennung aufgehoben
Ich bin Du und Du bist ich
für einen Augenblick
wie gut alles zusammenpasst
Uralt wie die Welt feiern wir
das Wunder der Liebe
Der Tanz ebbt ab und schweißbedeckt
finde ich mich in Deinen starken Armen wieder
Wunderbarer Körper eines Mannes

Tief im Dunkel des weiblichen Leibes verborgen, reift jeden Monat eine neue Eizelle heran. Sie ist die größte menschliche Zelle und mit bloßem Auge gerade noch erkennbar. Unterstützt durch verschiedene Hormone springt sie etwa in der Mitte des Zyklus wie eine Kamikazefliegerin von der Oberfläche des Eierstocks ab, wird von einer Art Fransenvorhang aufgefangen und landet geschickt im Eileiter, um dort auf männlichen Besuch zu warten.

Wenn dieser Besuch kommt, bringt er gleich seine 300 bis 400 Millionen Brüder mit. Die lebhaften Samenzellen stellen sich natürlich nicht brav in einer Reihe an, sondern bedrängen die Eizelle unaufhörlich, bis sie endlich einen Bewerber erhört und ihre zellulären Hüllen fallen lässt. Der glückliche Sieger schlüpft in sie hinein und die Eizelle bildet sofort eine weiche undurchdringliche Membran um die gemeinsame Umarmung. Ein neuer Mensch ist gezeugt.

Er besteht in diesem Moment aus einer einzigen Zelle. Aber im Inneren der Zelle ist schon unwiderruflich festgelegt, welches Geschlecht dieses Menschenkind haben wird, welche Haar- und Augenfarbe es mit auf die Welt bringt und vielleicht sogar, ob es später im Leben einmal Krebs bekommen kann. Selbst die Form des linken kleinen Fußnagels steht unveränderlich fest.

Direkt nach der Vereinigung von mütterlichem und väterlichem Chromosomensatz beginnt die befruchtete Eizelle sich zu teilen und in Richtung Uterus zu wandern. Ein kleines Pünktchen auf dem Weg ins Leben.

Aus dem Pünktchen wird ein Zellhäuflein mit eigenem Namen, die Blastozyste. Wenige Tage später sucht sich die Blastozyste am oberen Rand der Gebärmutter, deren Schleimhaut mittlerweile wie ein gepolstertes Nestchen aufgebaut ist, einen guten Platz, die so genannte Einnistungsstelle. Genau an dieser Stelle wächst bald die Plazenta, die den sich entwickelnden Embryo mit allen notwendigen Nähr- und Aufbaustoffen versorgt. Schon drei Wochen nach der Befruchtung hat der konturlose Winzling die Größe einer Weintraube. Fünf Wochen später die eines Hühnereies. Bald wachsen ihm stummelartige Arme und Beine. Und nach zwölf Wochen ist der Embryo in seiner gesamten Gestalt fertig. Sein winziges Herz schlägt schon regelmäßig.

Aber dieses etwa neun Zentimeter kleine Menschlein kann noch nicht alleine leben. Angewiesen auf einen nährenden Ort, wird es noch viele Monate in der dunklen Gebärmutterhöhle verbringen, bis es seinen ersten eigenen Atemzug tun kann.

Der weibliche Körper ist bestens auf die Beherbergung und Versorgung dieses beständig wachsenden Unterwasser-Astronauten eingerichtet. Direkt nach der Zeugung werden verschiedene Hormone ausgeschüttet, die das Gedeihen des Embryos in jeder Hinsicht unterstützen. Das knöcherne Becken weitet sich, Gelenke und Bänder werden weicher und in den Brüsten bereitet sich die Milchproduktion vor.

All das geschieht, um dem werdenden neuen Leben optimalen Schutz zu geben, die Mutter auf die Geburt einzustimmen und dem Kind gute Voraussetzungen für den Lebensanfang zu bieten. Nach neun Monaten oder vierzig Wochen Schwangerschaft ist aus einem einzelligen Pünktchen ein perfektes Baby geworden. Der Tag der Geburt eines neuen Menschen ist da.

Geliebtes Kind, noch bist Du unsichtbar
Wie magst Du aussehen?
Was magst Du für eines sein?
Ich werde Dich lieben wie Du bist
Noch umfängt Dich geschmeidige Schleimhaut
und eine warme Gebärmutterhöhle
bei Tag und in der Nacht
Wo bist Du hergekommen?
Wer hat Dir das Leben eingehaucht?
Zusammengerollt liegst Du unter meinem Herzen
und weißt nichts von der Welt
lutscht an Deinem Daumen und wächst
Einfach nur wachsen
wäre das nicht auch etwas für uns hier draußen
Wachsen
an Liebe an Zärtlichkeit und an Geduld
Wann wirst Du kommen?
Warum nicht sofort?
Ich will Dich endlich in den Armen halten
Geliebtes Kind, noch sind wir eins
Du in mir und ich bei Dir,
untrennbar
doch bald schon
wird die Welt nach uns beiden greifen

Ungefähr vierzig Wochen dauert eine Schwangerschaft beim Menschen. Man vermutet, dass das Kind eine hormonelle Botschaft in den Körper der Mutter sendet, wenn es geboren werden will. Wenn es reif ist und genug hat vom intrauterinen Leben. Die Mutter nimmt die Botschaft entgegen. Mehr kann sie nicht tun. Sie muss warten, bis die Wehen beginnen.

Zuerst sanft und mit Pausen dazwischen. Die Gebärmutter, die wie ein kleiner Beutel im Becken sitzt, spannt rhythmisch ihre Muskeln an und schiebt dadurch das Baby in die Geburtsposition. Meistens liegt das Kind mit dem Kopf nach unten. Dem Licht der Welt entgegengestreckt. Leicht ist eine Geburt allerdings nicht. Weder für die Mutter noch für das Menschenkind.

Unser aufrechter Gang ist dafür verantwortlich. Der Uterus muss neun Monate verschlossen bleiben, damit das Kind während der Schwangerschaft nicht heraus fällt, unter der Geburt aber muss er sich öffnen und dem Kind den Weg freigeben. Der Körperteil, der das möglich macht, ist der so genannte Muttermund. Er kann beides. Festhalten und auch Loslassen.

Tief im Inneren der Scheide gelegen, wird er durch die immer stärkeren Wehen etwa zehn Zentimeter gedehnt, bis das Baby hinausschlüpfen kann. Doch bis es so weit ist, vergehen meistens lange Stunden. Vor allem bei der ersten Geburt. Die gebärende Frau wird von der Hebamme liebevoll durch diese schmerzhafte Zeit begleitet. Das Kind aber ist allein. Es kämpft um sein Leben. Jeder von uns hat zu Beginn diesen Kampf erlebt. Das Kind wird zusammengedrückt, bekommt kaum Luft und muss sich entscheiden. Leben oder Tod. Es balanciert auf einer Grenze. Stundenlang. Dann springt plötzlich die Fruchtblase, das Wasser läuft ab und der Weg ist frei. Doch noch ist die Mühe nicht beendet. Der schwerste Teil steht Mutter und Kind noch bevor. Der knöcherne Ring des Beckens. Wie eine Schranke steht er vor dem Schritt ins Leben. Eine schier unüberwindliche Barriere. Ein dunkler Tunnel. Das Kind nimmt seinen Mut zusammen, stößt sich mit den Füßchen an der Gebärmutter ab und schraubt sich mit seinem Kopf durch die Knochen. Ein einsamer Kampf. Die Mutter presst und drückt und schiebt. Sie will ihrem Kind helfen. Auch sie führt ihren Kampf. Gegen die Angst. Gegen die Schmerzen. Gegen die Mutlosigkeit. Einem Kind das Leben zu schenken, ist eine große Herausforderung. Die Frau wird unter der Geburt erwachsen. Nach der Entbindung wird sie nicht mehr dieselbe sein. Doch es gibt Hoffnung.

Die Haare des Kindes sind schon in der Tiefe des Weges zu sehen. Dann erscheint der hintere Teil des Kopfes, dann die Stirn, die Augen, die Nase und der Mund. Die Anstrengung ist dem Kind ins Gesicht geschrieben. Nichts Niedliches, nichts Rosiges. Nach einer kleinen Drehung werden die Schultern geboren, der Bauch, die Hüfte und zum Schluss die Beine.

Erschöpft liegt der neugeborene Mensch zwischen den Schenkeln der Mutter. Die Nabelschnur, diese pulsierende Schlange, bringt dem Kind noch eine kurze Zeit frisches Blut. In diesen wenigen Momenten muss es sich endgültig für das Leben entscheiden. Atem holen und empört schreien. Jetzt gibt es keinen Weg mehr zurück. Ein neuer Mensch hat die Erde betreten. Bis zum Tod ist er nun hineingeworfen in das ewige Ein- und Ausatmen. Voller Liebe strecken seine Eltern die Arme nach ihm aus.

Gib mir Mut, gib mir mehr Mut
meine Angst zu überwinden
und dem Schmerz ins Auge zu sehn
Aufrecht und stolz
gehe ich diesen unbekannten Weg
Ich bin eine Frau, eine gebärende Frau
ich schenke jetzt einem Kind das Leben
Nichts auf der Welt ist dem vergleichbar
Mein Kind, hilf mir
lass mich nicht allein in meiner Not
Ich bin Deine Mutter,
ich sorge für Dich
Hier ist Dein Vater,
er sorgt für uns
Wilde Kräfte greifen nach meinem Leib
Nichts auf der Welt ist dem vergleichbar
Wasser und Blut und Dein weit entfernter Herzschlag
Ich soll pressen pressen pressen
die unschuldige Öffnung dehnt sich
und endlich
ein Schrei von mir
der Schrei von Dir
mein Kind, geliebtes Kind
Nichts auf der Welt ist dem vergleichbar

Der Mensch ist ein gestrandeter Engel. Seine Flügel, die ausgebreitet eine Spannweite von etwa 200 Quadratmetern hätten, liegen im Inneren des Brustkorbs. Es sind die beiden Flügel der Lunge. Eng zusammengefaltet, mit einem zarten Fell überzogen und am unteren Rand durch das Zwerchfell begrenzt, schmiegen sie sich an das Herz und verbinden uns doch mit dem Himmel. Der Atem ist Wesen und Essenz alles Lebendigem.
Millionen von Lungenbläschen nehmen mit jedem Atemzug Sauerstoff auf und geben ihn an die Zellen weiter. Die Lunge ist ein passives Organ. Ihren Auftrag zum Einatmen empfängt sie vom Atemzentrum im Gehirn. Chemische Sensoren in den Blutgefäßen messen ununterbrochen den Sauerstoff-Spiegel im vorbeifließenden Blut. Sinkt der Spiegel, schicken sie sofort eine Meldung in das Gehirn.
Der Vagusnerv, ein weit umherschweifender Nerv des Gehirns, arbeitet mit diesen chemischen Rezeptoren zusammen. Seine Fühler verzweigen sich bis in das Kapillarblutsystem hinein, das die Lungenbläschen, die Alveolen, umspült. Er registriert ihren Füllungszustand und misst den Gehalt an Kohlendioxyd im Blut. Er gibt dem Zwerchfell das Kommando zum Einatmen.
Das Zwerchfell zieht sich zusammen und über den Bronchialbaum strömt sauerstoffreiche Luft in die Bronchiolen. Je eine Bronchiole versorgt ein Lungensegment, einen Abschnitt der Lunge. Viele Segmente gemeinsam bilden einen Lungenlappen. Der linke Lungenflügel hat zwei, der rechte drei Lappen. Zwischen den Lappen befinden sich Spalten, gegeneinander verschiebbare Ritzen, die es der Lunge ermöglichen, sich auszudehnen und die Atemluft in die Alveolen einströmen zu lassen.

Die Alveolen sind filigrane Gebilde. Sie haben ein Stützgerüst aus Gitterfasern und elastischem Material. In ihnen findet der lebensnotwendige Austausch der Atemluft statt. Die Kapillarblutgefäße tragen die verbrauchte Luft zu den Alveolen, geben sie ab und nehmen wieder frische Luft entgegen, um sie auf die Reise durch den Körper zu schicken. Das Zwerchfell erschlafft, die Lunge wird dadurch zusammengedrückt und die sauerstoffarme Luft über den Bronchialbaum ausgeatmet.

Ein ewiger Kreislauf aus Einatmen, Ausatmen und Atempause. Die Luft in den Lungen wird nie vollständig ausgetauscht. Etwa ein halber Liter frischer Luft gelangt beim Einatmen in die Lunge und vermischt sich mit der dort zurückgebliebenen Restluft. Auch die Ausatmung besteht nicht nur aus Abfallstoffen. Durch die sprudelnde Vermischung der Luft in den Alveolen trägt sie noch 17 Prozent Sauerstoff.

Bei sportlicher Betätigung steigt der Bedarf an Sauerstoff und der Gehalt an Kohlendioxyd im Körper. Das Atemzentrum mit seinen Dienern, den chemischen Sensoren und dem Vagusnerv, erhöht die Frequenz der Atmung. Wir atmen öfter und tiefer. Das Herz, das das Blut zum Austauschen in die Lunge pumpt, kommt auf Touren. Der Kreislauf wird angeregt.

Bei seelischer Anspannung, Aufregung und Nervosität atmen wir instinktiv flacher. Der Körper wird nicht besonders gut mit Sauerstoff versorgt und die Stimmung sackt weiter ab.

Bei der so genannten Hyperventilation, einer viel zu hektischen Einatmung ohne Ausatmen, gerät das Verhältnis von Sauerstoff und Kohlendioxyd durcheinander. Der Mensch kann ohnmächtig werden und der Vagusnerv, der ein Bote des autonomen, des selbstgesteuerten Nervensystems ist, übernimmt für diese Zeit die Kontrolle der Atmung. Sehr viel länger als drei Minuten soll der Körper nicht ohne Sauerstoff bleiben.

Die Atmung selbst ist nicht zu beeinflussen. Der Atemrhythmus aber schon. Besondere Entspannungsübungen wie Yoga oder Meditation bewirken, dass Friede und Erholung in Körper und Seele einziehen und der Mensch zu einer gelassenen Mitte findet. Dort hält sich wahrscheinlich auch der gestrandete Engel mit den zusammengefalteten Flügeln auf.

Wunderbares Atemsystem
lautlos zärtlich unsichtbar
strömt die Essenz des Himmels ein
Bei meiner Geburt hast Du Dich entfaltet
mit einem Schrei Dich befreit
in meinem Tod wirst Du Dich aneinanderlegen
meiner Seele endlich wieder Flügel sein
Sanft heben sich meine Rippen
verbinden die Außen – mit der Innenwelt
und nicht nur die Alveolen wissen
dass ich einatme
was andere ausatmen
und mit allem verbunden bin
alleine nicht existieren kann
Auch die Erde
unser kostbarer Planet
sie atmet
lautlos
zärtlich
unsichtbar
Wunderbares Atemsystem
in Dich
strömt
die Essenz des Himmels ein

Hinter den Rippen des Menschen wohnt ein Baum. Wir sind nicht nur hoch entwickelte Spezies, die mathematische Formeln zur Erklärung des Universums erfinden, wir sind ein Teil dieses Universums. Wir teilen alle denselben Atem. Sind Mitbewohner und gleichzeitig Spiegelbild der Natur. Unser Atem folgt den gleichen Gesetzen wie der Atem eines Tieres oder der einer Birke und Buche.

Die Luftröhre ist der Stamm. Fünfzehn bis zwanzig hufeisenförmige Knorpel geben ihr Halt und Stabilität. Die Knorpel sind nach hinten, in Richtung Wirbelsäule, geöffnet und verhindern mit ihrer Elastizität, dass unter dem Sog der Einatmung die Luftröhre zusammenfällt, So wie ein Baumstamm sich im Wind wiegt und bewegen kann, ist auch die Luftröhre kein starres Rohr. Sie ist ein lebendiges Gebilde, das sich verkürzen, verlängern und ein wenig drehen kann.

Zusammengesacktes Sitzen und Gehen mit hängenden Schultern staucht die elastischen Knorpel und nimmt ihnen ihre Beweglichkeit, und uns damit die Atemqualität, die Energie und die Lebensfreude. Aufrecht mit erhobenem Kopf durch das Leben zu gehen, ist nicht nur eine Frage der Schönheit, auch depressive Stimmungen verlieren dadurch sofort ihre Kraft.

Die Luftröhre ist etwa zwölf Zentimeter lang und liegt vor der Speiseröhre. Am Hals, unterhalb des Kehlkopfes, kann man sie fühlen, mit den Fingern nachspüren, wie sich ihre zarten und doch stabilen Knorpel unter der Atmung bewegen. Oberhalb der Kehlgrube verschwindet die Luftröhre hinter den Rippen. Etwa in Höhe des Brustbeins, des Sternums, kommt die Bifurkation, eine Aufgabelung in zwei Äste, die in die Bronchien übergehen. Die

Bronchien sind die Wurzeln unseres Atembaums. Eine Wurzel zieht nach links und versorgt den linken Lungenflügel mit Luft, die andere Wurzel den rechten.

Mit immer feineren Verzweigungen wächst dieser Bronchialbaum bis in die Mitte der Lunge. Weiche Knorpelspangen geben ihm Halt. Im Bereich der Lungenflügel bestehen die Bronchien, die dort nun Bronchiolen heißen, nur noch aus glatter Muskulatur. Wie ein Baum, der mit seinem vernetzten zarten Wurzelgeflecht in die Erde hineinragt, tragen die Bronchiolen in tausendfachen Verästelungen die eingeatmete Luft bis zu den Lungenbläschen. Die Luftröhre und die Bronchien transportieren nur die Luft, der Austausch des Sauerstoffs findet in der Lunge statt.

Millionen von fast durchsichtigen Lungenbläschen nehmen den frischen Sauerstoff in ihre Zellen auf und geben ihn bei jedem Herzschlag in den Körper weiter. Die gesamte Innenhaut unseres Luftröhrensystems ist ausgekleidet mit schleimbildenden Zellen und Flimmerepithel. Ein Teppich aus beweglichen Haaren, die in rhythmischen Bewegungen alle Verunreinigungen zurück zum Kehlkopf wedeln. Zusammen mit dem Schleim, der die Atemluft befeuchtet, werden eingedrungene Schmutz- und Staubpartikel wieder ausgespuckt.

Hinter dem Brustbein liegt die Thymusdrüse. Sie produziert eine besondere Art von Lymphozyten und führt ein geheimnisvolles Leben. Bei Babys ist sie groß, im Alter wird sie kleiner. Sie dient der Infektabwehr und Antikörper-Bildung. Stress und Angst lässt sie schneller schrumpfen. Ein sanftes Beklopfen der Thymusdrüse soll ihr Wachstum und die Energie im Körper fördern.

Geliebte Luftröhre
tüchtige treue Trachea
lass mich Dir einen anderen Namen geben
denn mir bist Du mehr als ein Rohr für die Luft
Kelch des Sauerstoffs
Tabernakel und Monstranz meines Lebens
immer bist Du da
und gibst darauf acht
dass nichts Gefährliches in meine Lungenflügel gerät
und teilst Dir bereitwillig
mit Deiner fremden Schwester
der Speiseröhre
den wenigen Platz in meinem Hals
Lass meinen Bronchialbaum
Atem aufnehmen
wie Manna
das vom Himmel fällt
Lass meine Bronchien sich weiten
und dehnen und empfangen
das kostbare Gut
Lass meine Flimmerhaare tanzen
fröhlich und wild
seidig und sanft
wie in einem zärtlichen Wind

Das Herz ist ein Hohlmuskel, der Blut durch das Zusammenziehen seiner Muskelschicht aus den Herzhöhlen wirft. So sagt das Anatomiebuch. Das Herz ist aber auch Sinnbild für Liebe, Trauer, Gefühle und unseren rundum gehetzten Alltag. Der Herzinfarkt als Todesursache des gestressten Menschen.

Dieser Hohlmuskel mit seinen vier geheimnisvollen Höhlen, den drei- und zweizipfeligen Klappen und dem ungehinderten Zugang zu jeder noch so kleinen Ader des Körpers macht eben nicht alles klaglos mit. Das Herz ist keine Maschine. Das Herz ist ein lebendiges Organ mit einer einzigartigen Fähigkeit. Es gibt sich über das Herzreizleitungssystem selbst den Impuls, lebendig zu sein. Und lebendig zu bleiben.

Sechzig bis achtzig Mal pro Minute übermitteln mehrere winzige Nervenknotenpunkte an unterschiedlichen Stellen im Herzen der Muskulatur den Befehl zu schlagen. Unaufhörlich. Nie endend: Bis zum Tod.

Manchmal rutscht einem zwar vor Schreck das Herz in die Hose, aber meistens sitzt es brav in seinem eigenen zarten Herzbeutel und klopft vor sich hin. Es öffnet seinen rechten Vorhof, nimmt aus den großen Venen das verbrauchte Blut entgegen und drückt es in die rechte Herzkammer. Von dort aus wird dieses Blut in die Lungenschlagader gepumpt. Ab in die Sauerstoff-Aufladestation! Die sprudelnde Dusche der Lungenbläschen gibt dem Blut neue Kraft. Schon geht es zurück in den linken Vorhof und in die linke Herzkammer. Von dort wird das nun mit frischem Sauerstoff aufgeladene Blut resolut in die Aorta geworfen. Zurück mit Dir in die große Schlagader! Gute Reise durch den Körper!

Dann macht das Herz eine Pause. Eine winzige Pause. Es sammelt

Kraft für seinen nächsten Schlag. Wenn wir das Ohr auf die Brust eines geliebten Menschen legen, können wir ihn hören, den unermüdlichen Schlag. Diesen Doppelschlag unseres Herzens. Tock-Tock und Pause. Tock-Tock und Pause. Es gleicht einem regelmäßig klopfenden Motor.

Aber unser Herz ist nicht aus Stahl und Eisen gebaut. Es ist nicht nur eine Pumpe, die frisches und verbrauchtes Blut durch den Körper wälzt. Es steht mit allen Sinnen, allen Organen und allen Gefühlen in inniger Verbindung. Tritt Ihnen jemand mit einem schweren Stiefel auf den Fuß, schmerzt Ihnen nicht nur der Zeh, sondern auch das Herz schlägt schneller. Es ist auch aufgeregt. Sehen Sie in der Ferne Ihren ärgsten Feind, überschlägt sich Ihr Herz vor Zorn. Es hat schließlich die Größe einer geballten Faust. Aber nicht nur Wut und Trauer, sondern vor allem die Liebe gehören zum Herz.

Hat nicht schon jeder von uns eines anderen Herz gebrochen? Hat nicht schon jedem von uns das Herz vor Liebe wehgetan? Es wird wieder heilen. Das Herz ist flexibel. Es bewegt sich und lässt sich bewegen. Die Chaosforschung weiß, dass der Herzschlag nie wirklich regelmäßig ist. Sie weiß, dass das Herz hüpft und springt und seinen eigenen Gesetzen folgt. Und sie weiß, dass nur das schon im Sterben liegende Herz präzise wie ein Uhrwerk schlägt. Diktatorische Ordnung ist eben dem Untergang geweiht. Ein wildes und leidenschaftliches Herz bekommt keinen Herzinfarkt.

Geliebtes Herz, Trommel des Lebens
in der Tiefe meiner Brust
schlägst Du beharrlich und eigenwillig
Deinen weichen Rhythmus
Gib nie auf, sei nicht hart
lass Blutkörperchen durch Dich fließen
und Liebe und Schmerz
Wenn ich ganz still bin, höre ich Dich schlagen
In Dir lebt meine Furcht und auch mein Zorn
Du gibst mir Rat für mein Leben
Verbünde Dich mit mir
gegen alles, was nicht meines ist
Öffne Deine Klappen, spann Deine Segel auf
und wirf Dich und mich mit voller Kraft ins Leben
Lass alles durch Dich hindurch wandern
halte nichts fest und bleib doch immer standhaft
Du warst das erste, was mir geschlagen hat
Du wirst das letzte sein
Wenn Du zur Ruhe kommst, werde ich sterben
Lass mich Dich lieben, mein Freund
Deine dunklen Kammern gleichen meiner Seele
Deine wilde Ordnung soll mein Leben bestimmen
und Deine vier Höhlen
sollen meine vier Windrichtungen sein

Wir müssen atmen, damit jede Zelle im Körper ununterbrochen mit Sauerstoff versorgt ist. Und wir müssen essen, damit allen Zellen jederzeit genügend Energie für ihre Arbeit zur Verfügung steht. Das Herz muss also einen Weg finden, Energie und Sauerstoff durch den Körper zu tragen, damit er uns weiterhin gute Dienste leisten kann. Die Blutgefäße, ein verzweigtes Adersystem, sind die Straßen, über die das Herz die lebensnotwendigen Stoffe transportiert. Das Blut und die verschiedenen Blutkörperchen sind die Transporteure.

Der Kreislauf beginnt in der Lunge. Diese reichert das Blut mit frischem Sauerstoff an und bringt es zum Herzen. Mit einem kräftigen Schlag schleudert das Herz das sauerstoffreiche Blut in die Aorta, die große Körperschlagader, die mitten im Herzen entspringt. Die Druckwelle ist bis an das Handgelenk als Pulsschlag zu fühlen. Zuerst windet sich die Aorta in Form eines Torbogens durch den Brustkorb, dann teilt sie sich in zwei Äste auf. Der eine versorgt den oberen Teil des Körpers mit Blut, der andere den unteren. Im Bauchraum verzweigt sie sich erneut. Ein Teil des Blutes fließt in die inneren Organe, der andere in die Beine bis zu den Zehen. Je tiefer es in die Organe hinein geht, desto enger und zarter werden die Blutgefäße. Sie werden nun Arterien genannt und tragen hellrotes sprühlebendiges Blut. Der Sauerstoff und die Atome der Nahrung werden dann über die Kapillaren, wie die winzigsten Blutgefäße jetzt heißen, bis in das Gewebe der Zellen transportiert. Die Zellen bekommen vom Blut die Energie und den Sauerstoff bis vor die Türe geliefert.

Gleichzeitig wird Kohlendioxid, ein Produkt der Zellatmung, an die Kapillare wieder abgegeben. Das Kapillarblutgefäßsystem ist wie ein Warenaustauschpunkt. Die Gefäße bringen frische Luft und Essen bis in den kleinen Zeh und sie tragen verbrauchte Luft und Abfall davon. Auf dem Rückweg verästeln sich die Kapillare im Fuß wieder in größere dickere Gefäße. Jetzt werden sie Venen genannt. Venen tragen immer dunkelrotes Blut. Und weil bei einem erwachsenen Menschen der Höhenunterschied zwischen Zeh und Herz gut einen Meter beträgt und der Rücktransport des Blutes senkrecht entgegen der Schwerkraft erfolgt, hat die Natur in die Venen Hunderte von Klappen eingebaut, die verhindern, dass das Blut in den Zeh zurückfällt. Das Blut wird portionsweise zurück nach oben geschoben.

Bei einer Krampfader am Bein sind die Venenklappen als knotige Ausstülpungen zu erkennen. Auch Hämorrhoiden sind eine Ansammlung abgesackter Venen.

Im Bauchraum fließen alle Venen der unteren Körperhälfte zu einer großen Vene zusammen, die dann, gemeinsam mit der Vene aus der oberen Körperhälfte, das verbrauchte Blut zum Herzen zurücktransportiert. Das Herz bringt das Blut wieder zur Lunge, um es neu mit Sauerstoff aufladen zu lassen. Der Kreislauf beginnt von vorn.

Arterien sind wesentlich stabiler als Venen. Sie bestehen aus drei verschiedenen Wandschichten und besitzen elastische Lamellen, die sich unter dem Ansturm des Blutes aus der Aorta dehnen können. Dehnen sich die großen Gefäße allerdings zu sehr aus, werden wir ohnmächtig. Der Blutdruck rauscht in den Keller und das Herz schlägt ins Leere. Bei einem zu hohen Blutdruck hat das Herz zu viel Arbeit zu leisten. Auf Dauer verspannen sich die Gefäße, werden hart und verlieren ihre Elastizität. Im Laufe der

Zeit lagern sich Abfallstoffe an, die den Weg der Blutkörperchen in der Blutbahn behindern. Eine freie Bahn des Blutes in den Gefäßen ist für die Gesundheit sehr wichtig. Gute Ernährung, viel Bewegung, wenig Stress und ab und an ein Gläschen Rotwein halten den ganzen Kreislauf in Schwung und die großen und kleinen Blutgefäße geschmeidig bis zum kleinen Zeh.

Du, Aorta, Mutter aller Gefäße
weich und stark zugleich
lässt das Leben in mir pulsieren
schickst das Blut auf eine lange Straße
aneinandergereiht und dunklen Tunneln gleich
windet sie sich durch jeden Ort meines Körpers
beladen mit einem kostbaren Schatz
Winziges Adergeflecht
ich sehe Euch durch meine Haut schimmern
fühle meinen Puls
und weiß
ich bin da
Ihr seid da
und bringt das Leben zu jedem Punkt meines Körpers
Tüchtiges Wundergeflecht
mit all Deinen Klappen
trägst Du Müdes und Schweres davon
Ihr alle zusammen beschreibt einen Kreis
Immerzu und immer von neuem
Ich will von Euch lernen
dass das Leben immer wieder von vorne beginnt
und mit frischer Kraft neue Pläne möglich werden
Ihr wunderbaren Blutgefäße
danke dafür, dass Ihr in mir wirkt

Vampire schlürfen es gerne zum Abendbrot. Mit spitzen Zähnen beißen sie Löcher in die Hälse wunderschöner Jungfrauen und versorgen sich mit der für sie kulinarischen Delikatesse. Blut ist ihr Lebenselixier. Das Blut ist aber auch unser Lebenselixier.

Etwa fünf Liter des besonderen Saftes strömen unablässig durch unseren Körper und versorgen dabei gewissenhaft jede einzelne Zelle. Das Blut ist immer auf Reisen. Immer unterwegs. Wenn es stillsteht, bildet sich ein Thrombus, ein Pfropf aus zusammengeballten Blutzellen. Sozusagen ein Stau im Strom der Gefäße. Das Blut gerinnt. Eine Thrombose kann entstehen.

Dieser Mechanismus, der im Inneren der Adern gefährlich ist, schützt gleichzeitig unser Leben. Denn sobald Blut durch eine offene Wunde mit Luft in Berührung kommt, vollbringen die Blutkörperchen, die festen Bestandteile des Blutes, gemeinsam ein Wunder. Die Thrombozyten, die Blutplättchen, verschließen die Verletzung sofort mit einem schützenden Gittergeflecht. Sie benutzen dafür eine Art klebrigen Faserstoff. Obwohl diese Thrombozyten in der Knochenmarksriesenzelle entstehen, sind sie die winzigsten Arbeiter im Blut. Ihre Aufgabe ist die Blutgerinnung.

Die Leukozyten, die weißen Blutkörperchen, passen auf, dass keine Bakterien die Wunde verunreinigen. Sie verteidigen den Körper gegen Eindringlinge und opfern dafür ihr kleines Leben. Eiter ist eine Ansammlung von abgestorbenen Leukozyten.

Die Fresszellen, die Phagozyten, tun genau das, was ihr Name besagt. Wie eine Polizei-Patrouille schwimmen sie im Blutstrom durch ihr Revier und fressen Bakterien oder andere körperfremde Stoffe einfach auf.

Die Erythrozyten, die roten Blutkörperchen, sind die fleißigsten Wanderer in unserem Blut. Ihre Aufgabe ist der Sauerstofftransport. Sie nehmen mit Hilfe des Hämoglobins, einem Eisenwirkstoff, Sauerstoff auf, bringen ihn zu allen Zellen und laden ihn dort wieder ab. Erythrozyten sind zauberhafte Geschöpfe. Sie haben die Gestalt einer eingedellten runden Rettungsinsel und können sich fast beliebig verformen. Manchmal legen sie sich wie eine Rolle Drops hintereinander und schieben sich als unsichtbare Kette durch jeden noch so winzigen Zellenspalt.

Das Plasma, das Blutwasser, trägt alle Blutkörperchen wie kleine Untersee-Boote durch unseren Körper. Mehr als die Hälfte des Blutvolumens besteht aus Plasma. Eine klare durchscheinende Flüssigkeit, die unter anderem auch Salze und Glukose, Vitamine und Hormone, Eiweiße und Harnsäuren transportiert. Das bekannte Cholesterin beispielsweise, ein Fett, treibt sich nach einer üppigen Mahlzeit gerne im Plasma herum.

Aller, was wir über die Nahrung oder die Haut zu uns nehmen, alles, was wir einatmen, findet sich im Blut wieder. Dennoch ist das Blut nicht nur ein flüssiges Transportunternehmen. Es bildet Antikörper, sorgt für die Wärmeregulation im Körper und beherbergt alle genetischen Merkmale.

In der jedem Menschen eigenen Blutgruppe ist festgelegt, ob bestimmte Faktoren im Blut sich mit denen eines anderen vertragen. Ein Merkmal ist beispielsweise der Rhesus-Faktor. Ein Erkennungszeichen. Dreiviertel aller Menschen tragen das Zeichen, sie sind rhesus-positiv, die anderen sind rhesus-negativ. Vor einer Bluttransfusion muss deshalb immer die Blutgruppe und ihre Faktoren bestimmt werden, denn bei einer Unverträglichkeit würden die Erythrozyten, die sonst friedlichen Sauerstoffträger, übereinander herfallen und sich gegenseitig vernichten.

Vampire bestimmen vor dem Essen weder den Rhesus-Faktor noch die Blutgruppe ihrer Opfer. Sie schlürfen alles. Hauptsache es ist rot und körperwarm.

Mitten im Knochenmark
tief im Inneren meines Körpers
entspringt eine Quelle der Wunder
Blutkörperchen erblicken das Licht der Welt
und treten ihre Reise an
durch den schimmernden roten Strom meines Lebens
Kostbares Blut
rastloser Wanderer
immer unterwegs zu neuen Zielen
unermüdlicher Diener
trägst Deine lebensspendende Fracht
schaffst Altes und Verbrauchtes fort
und schenkst mir Wärme und Kühle
Danke, Ihr Thrombozyten und Gerinnungsfaktoren
wie oft habt Ihr mir schon das Leben gerettet
kleine und große Verletzungen geheilt
Danke, Ihr Leukozyten und Lymphozyten
vor wie vielen Infektionen
habt Ihr mich schon geschützt
und wie viele gefährliche Eindringlinge vertrieben
Danke, Ihr Erythrozyten
Ihr erst macht mich zu einem lebendigen Menschen
Atmend sehend liebend
Danke für Eure ewig sich erneuernde Energie

Hätten wir für einen Augenblick die Größe eines Staubkorns und fielen in das Innere der Mundhöhle, dann kämen wir an einen wahrhaft schreckenerregenden Ort. Ein riesiger glitschiger Muskel würde sich unser bemächtigen und unnachgiebig gegen eine harte Knochenwand drücken. Eine waffenstarrende schneeweiße Festung käme bedrohlich nahe, um uns genüsslich zu zerknacken und in mahlenden Bewegungen zu zerhacken. Aus unsichtbaren Öffnungen würde ätzende Flüssigkeit auf uns herabtropfen. In der Ferne ein schwarzer Schlund, dem sauer riechende Dämpfe entsteigen. Bewacht von einem aufrechten Krieger.

Da verstecken wir uns lieber hinter einer runden Zungenpapille. Genau zwischen zwei Geschmacksknospen. Es gibt sie für die Geschmacksrichtungen süß und sauer, salzig und bitter. Wir nehmen gerne die süße Variante. Und dann warten wir, bis sich die Lippen zum Sprechen öffnen und verlassen schnell diesen ungastlichen Ort. Wie gut, dass wir kein Staubkorn sind!

Die Mundhöhle ist der am besten bewachte Eingang in das Innere des Körpers. Sorgfältig beobachten Lippen, Zunge und Zähne, wer oder was diese Pforte passiert. Die Lippen, ausgestattet mit hochsensiblen Nervenzellen, tasten Beschaffenheit, Form und Wärme ab. Eiswürfel oder staubtrockenes Mehl lassen sie ungern in den Mund. Aber andere weiche warme zärtliche Lippen fühlen, das mögen sie. Küssen ist ihre Lieblingsbeschäftigung.

Die Zunge ist ein Schlingel. Ein Lecker- und Plappermäulchen. Ohne sie bekämen wir keinen einzigen Buchstaben vernünftig geformt. Bittere Stoffe spuckt sie sofort angewidert aus. Und sie ist ein Angeber. Jedes feine Haar im Mund stilisiert sie zu einer Elefantenborste hoch, und wenn wir uns konzentrieren, kommt sie neugierig hervor, um nachzuschauen, was es da Interessantes zu lernen gibt. Beim Küssen ist dieser Muskel auch gern dabei. Die Zähne, die mit ihren Wurzeln im Kieferknochen verankert sind und dem Gewicht einer Lokomotive zubeißen können, halten sich beim Küssen lieber zurück, denn ein Zusammenprall zwischen Zahnbein, Zement und Zahnschmelz, der härtesten Substanz des Körpers, sorgt nicht für erotische Stimmung. Die Zähne sind ohne mehr für das Praktische. Acht Schneidezähne zerstückeln, vier Eckzähne zerreißen, acht Backenzähne zerkauen und die zwölf Mahlzähne zermahlen unermüdlich alles Essbare, was ihnen zwischen die Kronen gerät. Unterstützung erhalten sie von großen und kleinen Speicheldrüsen. Die Drüsen befeuchten die Nahrung und sondern spezielle Fermente zur Einleitung der Verdauung ab. Weht der Duft von gutem Essen vorbei, läuft uns das Wasser im Mund zusammen. Etwa ein bis eineinhalb Liter pro Tag. Aufgeregte Hunde und zahnende Babys haben ihren Speichelfluss nicht so gut unter Kontrolle wie wohlerzogene Erwachsene, die ihre Spucke schlückchenweise in der Speiseröhre verschwinden lassen. Diesen schwarzen Schlund, der das Essen den Weg alles Irdischen schickt. Aus dem es kaum eine Wiederkehr gibt. Eine weitere Kontrollstelle vor dem Inneren des Körpers ist der Schluckreflex. Jeder kennt seine Abneigung gegen sperrige Tabletten. Gemeinsam mit dem weichen Gaumensegel bewacht das Zäpfchen, unser aufrecht stehender Krieger, den Eingang zum Kehlkopf. Gaumensegel und Zäpfchen verschließen bei jeder Schluckbewegung die Rachenwand und verhindern, dass Nahrung in die Luftröhre gerät. Die beiden Mandeln, ein Außenposten des Abwehrsystems, vervollständigen die Sicherheitsmaßnahmen, die das Körperinnere schützen. Kleine Staubkörnchen, die zufällig in der Mundhöhle landen, werden vom lymphatischem Gewebe der Mandeln, einer Art infektabweisendem Filter, direkt wieder nach draußen befördert.

Ich wünsche mir weiche sanfte Lippen
dem Leben geöffnet
nicht schmal gepresst in Ärger und Grimm
Ich wünsche mir einen Mund, der staunen kann
wie ein Kind und immer jemand zum Küssen
Ich wünsche mir reinigende Spucke
und Glück toi-toi-toi
Ich wünsche mir eine bewegliche Zunge
mit der ich die Wahrheit sagen darf
und mich verständlich machen kann
Ich wünsche mir
bis über die Nasenspitze neugierig zu bleiben
Appetit zu behalten
und des Lebens Würze zu schmecken
mal süß und mal bitter
Ich wünsche mir
meine Zähne zeigen zu können
mein Territorium abzustecken
mich durch etwas durchbeißen zu dürfen
und keine unverdaulichen Brocken schlucken zu müssen
Ich wünsche
mir möge Weisheit erwachsen
und zuallerletzt
wünsche ich mir einen guten Zahnarzt

Der Kehlkopf ist der Chef im Rachenraum. Er entscheidet, wo es langgeht. Atmung vorne entlang in die Luftröhre, Nahrung bitte hinten entlang zur Speiseröhre. Jeden Moment unseres Lebens wacht er darüber, dass uns nichts in den falschen Hals gerät. Und wenn es tatsächlich einmal passiert, dann schließt er auf der Stelle entsetzt seinen Kehldeckel, schleudert das vorwitzige Nahrungsbröckchen, das sich nur in die Nähe der Luftröhre gewagt hat, explosionsartig zurück und versucht mit einem heftigen Hustenanfall seinen Fehler zu vertuschen. Erst Klopfen auf den Rücken beruhigt ihn wieder. Er sortiert seine Knorpelspangen, öffnet die Stimmritze und glättet die erschrockenen Stimmbänder. Nach einigem Räuspern geht das Leben ungestört weiter.

Der Kehldeckel, der wie ein Topfdeckel mit dem hinteren Teil der Zunge muskulär verbunden ist, öffnet sich zum Schlucken und schließt sich zum Atmen. Der Schildknorpel, der Adamsapfel, zeigt seine Männlichkeit. Er turnt gerne den Kehlkopf hinauf und hinunter. Mehrere Ring- und Stellknorpel, die mit Muskeln und Bändern gelenkig in Verbindung stehen, arbeiten an Spannung und Stellung der Stimmbänder. Bewegliche Schwingböden, die ein waagrecht stehendes Dreieck bilden. Zwei weiche Falten im Hals, die mit Hilfe der Atemluft Töne erzeugen. Je höher die Töne, desto mehr werden die Stimmbänder gespannt. Männer haben längere Stimmbänder und deshalb eine tiefere Stimme. Durch den hormonellen Einfluss kommt es bei den Jungen in der Pubertät zu einem Wachstum der Stimmbänder und dadurch zum Stimmbruch. Für kurze Momente verlieren die Bänder ihre Spannung. Dem Knaben rutscht die Stimme eine Oktave höher und die Ohren werden rot. Nach wenigen Monaten haben sich die Bänder aber neu geordnet und als tiefe Männerstimme in Spannung gebracht. Die Stimmritze, der kleine Spalt zwischen den Flügeln der Stimmbänder, schließt sich zum Schlucken und öffnet sich zum Sprechen.

Und vor allem zum Singen. Mit der Ausatmung streift Luft über die Stimmbänder und sie beginnen zu sanft schwingen. Rachen und Nasennebenhöhlen werden zum Resonanzboden und schon entsteigen dem Mund perlende Töne. Schöner Gesang ist eine Frage der Atemtechnik, des Atemvolumens, der stetigen Übung der Stimmbänder und natürlich der Begabung. Nicht jeder ist zum Singen geboren. Nicht zum schönen Singen jedenfalls.

Die Vokale, können die Stimmbänder selber formen. Für die Konsonanten, benötigen sie die Hilfe von Lippen, Zunge, Zähne und Gaumen.

Unter der Obhut des Kehlkopfes steht auch die Schilddrüse. In Form von bläschenartigen Läppchen sitzt sie in Höhe des Schildknorpels und produziert unter anderem den Wirkstoff Thyroxin. Ein vom Gehirn gesteuertes Hormon, das sowohl den Stoffwechsel als auch das geistige und körperliche Wachstum fördert. Bei einem Kropf, dem Struma, schwillt die Schilddrüse an und macht sich mit Enge am Hals, Atemproblemen und Schluckbeschwerden bemerkbar. Diese Krankheitssymptome hat man aber auch bei einem banalen Schnupfen, denn der Kehlkopf ist nicht nur der Chef im Rachenraum, sondern auch ein schmaler Engpass, an dem sich Luft- und Speiseröhre wenig Platz im Hals teilen müssen und der sich durch seine offene Verbindung zur Außenwelt schnell ein paar Schnupfenviren einfangen kann.

Lehre mich singen
lass mich Stimme sein
eine Stimme in dieser Welt
im Chor mit all den anderen Stimmen
Lehre mich ordnen
was der Erfrischung und Belebung dient
und was hinuntergeschluckt werden muss
an Schicksal und Schmerz
Lehre mich vertrauen
auch dem Unsichtbaren
wie dem Atem
Lehre mich schnurren wie eine Katze
behaglich entspannt vibrierend
den Hals massieren
Und lehre mich in Frieden ausatmen

Kleine Schilddrüse
Jod ist Dein Element
Atem des Meeres
schmiege Dich an meinen Kehlkopf
einer sanften Berührung gleich
Schütze mich vor innerer Feinseligkeit
vor nie gesagten Worten der Liebe und des Zorns
und sei mir Schild gegen den Ansturm äußerer Feinde

Die Speiseröhre ist etwa 25 Zentimeter lang. Das stimmt. Ihr medizinischer Name ist Ösophagus. Das stimmt auch. Sie ist ein Schlauch, der Rachen und Magen verbindet. Das stimmt nicht. Die Speiseröhre ist das Liefersystem des Pizza-Services in unserer Körperstadt. Verantwortungsvoll trägt sie jeden Bissen und jeden Schluck, den wir zu uns nehmen, auf der Stelle zu ihrem Vorgesetzten, dem Magen. Manchmal muss sie das Essen auch wieder zurücktragen. Wenn der Magen schlechte Laune hat. Wenn ihm alles zuviel wird. Gerne macht sie das aber nicht. Vor allem, wenn der Magen das Essen oder Trinken schon mit seinen Säuren und Salzen durchgewalkt hat. Die Muskeln der Speiseröhre kennen keinen Rückwärtsgang. Nur unter entsetzlichem Würgen sind sie nach ewiger Übelkeit bereit, ihre Peristaltik, eine wellenförmige Muskelbewegung, umzuschalten. Dem Brechzentrum im Gehirn können diese Muskeln aber nicht widersprechen.

Die Speiseröhre hat im oberen Teil willkürliche, im unteren Teil unwillkürliche Muskeln. In der Nähe des Rachens können wir bewusst und absichtlich schlucken, Richtung Magen übernimmt das autonome, das nicht bewusst steuerbare Nervensystem. Wie bei der Atmung, ist im Magen-Darm-Trakt auch der Vagusnerv zuständig, die Kontrolle auszuüben. Unabhängig, also autonom, trifft dieses Nervensystem eigene Entscheidungen. Bei Aufregung oder Angst beispielsweise regt es die Eingeweidetätigkeit an. Ein voller Darm wäre bei einer Begegnung mit einem Säbelzahntiger auch zu hinderlich.

Der Verdauungskanal mag es ruhig und genüsslich. Vor allem der Magen ist ein besonderer Kerl. Ein komischer Kauz. Ein hohler Beutel, ein Saftsack. Grummelnd, knurrend, unwillig gluckernd, launisch und blubbernd. Maßlos verfressen und doch überaus sensibel. Mit seinen zwei Krümmungen, der großen und kleinen Kurvatur, liegt er links unter dem Rippenbogen und beansprucht je nach Füllungszustand eine gute Handvoll Platz. Von außen ist er mit Peritoneum, dem Bauchfell, überzogen und das gestattet ihm eine gleitende Verschiebung zu den Nachbarorganen, der Leber, der Milz, dem Zwerchfell und der Bauchspeicheldrüse. Ist der Magen voll, dehnt er sich aus und drückt seine Nachbarn beiseite. Ist er leer, legt er seine geschmeidigen Schleimhautfalten aneinander und wartet, bis es wieder etwas zu Essen gibt.

Geduld hat er allerdings dabei keine. Gesteuert vom Vagusnerv, bewegt er seine Muskulatur hin und her und knurrt. Lautstark lässt er uns wissen, dass Essenszeit ist. Dass er Hunger hat. Und dass er durch den Duft und Anblick der Speisen schon Appetitsaft gebildet hat. Eine schleimige Substanz, die nur darauf wartet, das Essen zu verwerten.

Endlich gelangt durch Speiseröhre und Magenmund etwas zu Essen in den Fundus, den oberen Teil des Magens. Die Längs-falten in der Schleimhaut weichen auseinander und der Magen vergrößert damit seine Aufnahmekapazität. Verschiedene Drüsen sondern den Magensaft ab. Ein salziges saures Sekret, das der Weiterverarbeitung und Aufspaltung der Nahrung dient. Gut drei Liter pro Tag produzieren die Magendrüsen von diesem Gemisch. Es besteht zum größten Teil aus Wasser und ist durch-setzt mit Salzen, Enzymen und Säuren. Die wichtigste von ihnen ist die Salzsäure. Sie tötet alle Bakterien ab, die in den Magen gelangt sind. Ihr bitterer Geschmack ist beim Sodbrennen zu spüren. Mit sanft knetenden Bewegungen mischt die Peristaltik des Magens den Speisebrei jetzt durch und mit Hilfe der in der Magensäure enthaltenen Enzyme beginnt die Verdauung. Kohlenhydrate werden zerlegt, große Eiweißmoleküle werden in kleinere Polypeptidketten gespalten und Fettkügelchen auf die Weiterverarbeitung im Darm vorbereitet. Im Magen selbst findet noch keine Verdauung statt, er bereitet sie nur vor.

Die Nahrung wird verflüssigt, durchgemengt, mit besonderen Stoffen durchsetzt und weitergeschoben. Am Magenpförtner, dem Ausgang, wird der präparierte Brei in den Dünndarm entlassen. Der Magenausgang oder Pylorus hat einen ringförmigen Muskel, der sich auf Befehl des Zwölffingerdarms öffnet und schließt. So kann sich der obere Dünndarmabschnitt nach und nach den Speisebrei aus dem Magen holen.

Die Verweildauer der Nahrung im Magen ist nicht willentlich zu beeinflussen. Eine üppige Mahlzeit kann ihn schon mal mehr als 24 Stunden beschäftigen. Schwerverdauliches macht ihm schwer zu schaffen. Das tüchtige Knet-Säckchen in unserem Oberbauch ist nämlich ein recht sensibler Geselle.

Mit seiner empfindsamen Schleimhaut und den weit verzweigten Nervengeflechten reagiert er auf Stress, Hetze, Nervosität und Anspannung mit verstärkter Kontraktion. Zu viel Ärger und Angst gehen ihm mit der Zeit unter die Haut. Wenn das Maß voll ist, beginnt er sich mit seinen Säuren selbst zu traktieren. Ein Magengeschwür kann die Folge sein. Aber der Magen ist auch ein lustiger Kerl. Während wir essen, sammelt er heruntergeschluckte Luft und lässt sie danach in lauten Rülpsern entweichen. Er ist wirklich ein komischer Kauz.

Geliebter Magen
lustig blubbernder Beutel
erhalte mir den Spaß am Essen
und meinen Appetit auf das Leben
sortiere, was verdaulich ist und was nicht
knurre laut und vernehmlich
schick mir ein Zeichen
wenn Du satt bist
überfriss Dich nicht
und lass Dir Zeit
mit Deiner knetenden Massage
Niemand hetzt Dich
in dieser immer
schneller werdenden Welt
Geliebter Magen
lehre mich
rechtzeitig zu sagen
falls ich sauer bin
damit Deine Säuren
nur Deinen Falten dienen
und Dein Mund weiterhin
mit zärtlichen Lippen
Nahrung
entgegennehmen kann

Panta rhei - alles fließt. Schon der griechische Philosoph Heraklit wusste, dass nichts bleibt wie es ist. Dass alles der Veränderung unterliegt. Der Verwandlung und Umgestaltung. Dass am Ende nichts bleibt, wie es war. Sicher dachte der alte Grieche in seiner Weisheit nicht an den Darm. Aber der Darm ist lebender Beweis für seine These.

Alles verändert sich. Ununterbrochen. Das köstlichste Büffet wird im Darm in winzige Atome gespalten. Diese werden vom Blut aufgenommen und schenken uns dadurch die Kraft, zu arbeiten, zu lieben und zu tanzen. Die teuersten Speisen werden mit sauren Enzymen durchmischt und als Abfallprodukt ausgeschieden. In der Kloschüssel sieht alles gleich aus. Aber selbst der anrüchige Inhalt dieser Schüssel ist der Veränderung unterworfen. Dient Fliegen und Bakterien als Nahrung. Zerfällt und wird in die Erde aufgenommen. Von dort wachsen wieder Pflanzen und Korn. Der endlose Kreislauf des Lebens und der Natur. Mit unserem Darm sind wir an diesen Kreislauf angeschlossen.

Ohne den 5 bis 7 Meter langen Verdauungsschlauch würden wir schnell sterben. Ein Verschluss in seinem System führt innerhalb kurzer Zeit zum Tod. Wie auf einem Förderband wird der durch den Magen hergestellte Nahrungsbrei mit Muskelbewegungen durch die verschiedenen Darmabschnitte geschleust.

Der Dünndarm besteht aus drei Abschnitten. Direkt am Magen liegt der Zwölffingerdarm, das Duodenum. Er ist so lang wie zwölf nebeneinander gelegte Finger. Hier münden Ausführungsgänge der Galle und Bauchspeicheldrüse. Deren Sekrete und Enzyme steuern Stoffe zur Verdauung bei. Das Duodenum-Rohr hat einen Durchmesser von circa fünf Zentimetern. Seine äußere

Haut ist glatt und unscheinbar, doch seine Innenhaut beherbergt ein Wunder. Das Wunder sind nicht die Drüsen, die Enzyme zur Aufspaltung der Nahrung absondern, nicht die schleimproduzierenden Zellen und auch nicht die querverlaufenden Falten, die der Oberflächenvergrößerung dienen. Das Wunder sind seine Zotten. Mit bloßem Auge gerade noch erkennbare Erhebungen, die der Schleimhaut eine samtige Struktur verleihen. Ein Wald aus Zotten, die wie Staubsauger funktionieren. Jeder Nahrungsbestandteil, der schon in seine Grundbausteine zerlegt ist, wird aufgesaugt. Ein Kapillarblutnetz an jeder Zotte sorgt für den Weitertransport der aufgenommenen Bausteine. Auf diese Weise kommen über das Blutgefäßsystem alle Speisen zu jeder Zelle unseres Körpers.

Die beiden anderen Abschnitte des Dünndarms, das Jejunum, der Leerdarm, und das Ileum, der Krummdarm, enthalten wesentlich weniger Zotten. Der Nahrungsbrei wird weitergeschoben bis zu den zwei Schleimhautfalten, die den Übergang in den Dickdarm bilden.

Der erste Teil des Dickdarms, der Blinddarm, ist eine Sackgasse. An seinem Ende sitzt der Wurmfortsatz, der Appendix. Bei einer Blinddarm-OP wird nur dieses Schwänzchen aus lymphatischem Gewebe entfernt. Der nächste Teil des Dickdarms, der Grimmdarm, hat innen halbmondförmige Falten, dadurch wirkt seine Außenhaut wie eine vorgewölbte und eingeschnürte Wurstpelle. Hier wird dem übrig gebliebenen Nahrungsbrei das für unseren Körper kostbare Wasser entzogen. Die nicht mehr verwertbaren Abfallstoffe sammeln sich im Enddarm und werden über den Stuhlgang ausgeschieden.

Was dem Magen der Rülpser, ist dem Dickdarm der Pups. Die duftenden Lüftchen sind kein Zeichen von schlechter Erziehung, sondern Ergebnis von Gärungsprozessen im Darm. Millionen von Bakterien, die freundlicherweise auch noch beim Aufbau von Vitaminen helfen, sind für die Winde ganz allein verantwortlich. Am Ende des Darms verwandelt sich die erlesenste Speise in einen duftenden Wind. Wie schon gesagt: Alles fliegt.

Vielfach gewundene kurvig geschlungene
kostbare Alchemie in unserem Darm
kein Loblied war Dir bisher beschieden
Während wir Menschen
immer edel, hilfreich und die Guten sind
übersehen wir gern
das Niedrige Eklige Stinkende
auch in unserem Darm
In Deinen Schleifen
die wundersame Verwandlung
von Scheiße in Gold
Selbst der kleine Ringmuskel
am Ende der Verdauungsschlange
trägt den Namen unseres Feindes
Das Arschloch
weder tapfer wie das Herz
noch kostbar wie die Augen
kein Loblied war Dir bisher beschieden
Aber auch wenn alles Irdische vergänglich ist
lass Deine Winde mich durchbrausen
loslassen, was nicht mehr gebraucht wird
und auf die Mächtigen dieser Welt
öfter mal anständig
einen fahren

Die Leber ist eine Drüse. Die größte Anhangdrüse des Darms. Sie produziert Gallensaft, baut giftige Stoffe ab, stellt Aminosäuren, kleinste Eiweißbausteine, her und verwandelt fremde Aminosäuren in körpereigene Eiweiße. Sie deponiert Einfachzucker, die kleinsten Bausteine der Kohlenhydrate. Im Bedarfsfall gibt sie diese, dann Glykogen genannten, Energielieferanten wieder ab. Sie bildet Stoffe für die Blutgerinnung. Sie hebt Vitamine auf. Sie lagert Blutreserven. Sie kann Viren und Bakterien erkennen. Sie identifiziert sogar Tumor-Zellen. Sie sorgt für Ordnung im Blutzuckerspiegel. Sie zerteilt altersschwache Erythrozyten und bewahrt deren Eisen auf. Sie formt schädliche Abbauprodukte des Stoffwechsels in harmlose Substanzen um und schickt diese in die Nieren und zum Darm.

Die Leber ist eine lebendige Fabrik. Ohne sie kann der Mensch nur wenige Stunden überleben. Mit ihren Lappen, zwei größeren und zwei kleineren Bezirken, sitzt sie im rechten Oberbauch, ist etwa zwei Hände groß und gut drei Pfund schwer.

Um ihre vielfältigen Aufgaben erfüllen zu können, wird sie nicht nur durch den Körperkreislauf mit Blut versorgt, sondern besitzt ein eigenes Gefäßsystem. Den so genannten Pfortaderkreislauf. Das aus den Verdauungsorganen und der Milz stammende Blut sammelt sich in der Pfortader, einer Vene zwischen den Leberlappen, und strömt dann mitten in die Leber. Dort wird das mit Nahrungsbestandteilen, Gallenfarbstoffen und anderen Stoffen angereicherte Blut durch das Kapillarblutsystem des Pfortaderkreislaufs geschleust. Eine lebendige Filter- und Umwälzanlage. Besondere Zellen in diesem Gefäßsystem, die Sternzellen, haben sich auf die Vernichtung von Bakterien und den Abbau von

Giften spezialisiert. Die Leberzellen entnehmen dem Pfortader-
blut die verschiedenen Bausteine, verwerten sie weiter, bauen sie
um oder lagern sie ein. Die einzelnen Zellen der Leber liegen in
sechseckig geformten Leberläppchen beieinander. Jedes dieser
etwa stecknadelkopfgroßen Leberläppchen ist von den kleinen
Gefäßen der Pfortader umsponnen.

Die Leber ist das zentrale Stoffwechselorgan unseres Körpers. Sie
wacht über die Nahrungszufuhr, kontrolliert das Gleichgewicht
zwischen Fetten, Kohlenhydraten und Eiweiß, verwandelt die
Bausteine der Nahrung in körperfreundliche Stoffe, stellt selbst
lebensnotwendige Bausteine her, baut Giftiges in Ungiftiges um,
hebt hier etwas auf, gibt dort etwas ab und leitet gefährliche
Substanzen unnachgiebig aus dem Organismus. Sie ist Importeur,
Chemiefabrik, Lagerhalle, Kraftwerk und Exporteur zugleich.
Trotzdem ist sie nicht allzu empfindlich.

Alkohol beispielsweise wird in ihrem wunderbaren Laboratorium
über viele Jahre ohne Probleme abgebaut. Auch Medikamente
und Drogen kann sie mühelos beseitigen. Aber irgendwann ist
ihre Kapazität erschöpft. Die Leber wird müde. Schließlich will sie
nicht nur die Müllverwertungsanlage des Körpers sein. Ihre feinen
Zellen weigern sich, permanent all diese Giftstoffe zu beseitigen
und ihre Läppchen schwellen ärgerlich an. Schluss mit dem
Partyleben! Kamillentee und Schonkost statt Bier und Schnaps!
Die Leber ist eben nicht nur die große Anhangdrüse des Darms,
sondern auch eines der diffizilsten Organe des Menschen.

Verzeih mir
wenn ich ab und an
über die Stränge schlage
trinke
rauche
fette Pommes esse
Verzeih mir
wenn ich Deine feinen Zellen
mit Giften malträtiere
nicht gesund lebe
und ganz und gar
unvernünftig bin
Aber
ich bin ein Mensch
kein Engel
oder eine Zauberin wie Du
mit Deinen viereckigen und geschweiften Lappen
Deinen sechseckigen Wunderzellen
und Deiner Pforte zu den Sternen
Du beschützt mich
trotzdem
ich weiß
und
ich danke Dir dafür

In der Weihnachtszeit hat die Galle ordentlich zu tun. Schmalzige Plätzchen verarbeiten, fetten Gänsebraten in Moleküle zerlegen und üppige Soßen vernichten. Die armen Leberzellen kommen mit der Produktion der Gallenflüssigkeit kaum mehr nach. Etwa einen Liter von diesem bitteren Verdauungssekret stellt die Leber an einem Tag her. Überwiegend nachts.

Da die Gallenblase, das Reservoir der Galle, aber nur 40 Milliliter in ihrem birnenförmigen Säckchen speichern kann, wird dem dünnflüssigen Verdauungssaft, der Lebergalle, solange das Wasser entzogen, bis Blasengalle entsteht. Ein unappetitlich gelbgrüner Schleim, der in der Gallenblase Platz sparend gelagert wird. Die Gallenblase ist aber nicht nur ein Vorratsbehälter, sie steht über Gallengänge mit dem Darm selbst in Verbindung. Auf dessen Befehl gibt sie während der Verdauung ihre eingedickten zähen Sekrete frei.

Die Gallenflüssigkeit zerteilt im Zwölffingerdarm das Fett in feine Kügelchen. Sie emulgiert die Fettmoleküle und macht sie damit leicht verdaulich. Sie enthält entsäuerndes Bikarbonat. Außerdem aktiviert sie bestimmte Enzyme, die dem Darm bei der Spaltung und Resorption der Nahrungsfette helfen. Sie wirkt antibakteriell und kann sogar Schwermetalle binden. Ihre geldgrünliche Farbe erhält die Gallenflüssigkeit durch die in der Leber abgebauten Erythrozyten. Das Bilirubin, der Gallenfarbstoff, besteht aus dem freigesetzten Farbstoff der roten Blutkörperchen. Dieses Bilirubin der Galle wird im Darm in einen dunkleren Stoff umgebaut, der dem Stuhlgang seine typische Farbe verleiht.

Bei einer Erkrankung der Galle oder Leber verändert sich fast immer die Farbe des Stuhlgangs.

Alle Bestandteile der Gallenflüssigkeit sind sowohl in der frischen Lebergalle als auch in der schleimigen Blasengalle enthalten. Die Leber kann ihren Verdauungssaft aber auch über eigene Ausgänge an den Darm abgeben, und deshalb ist es möglich, die Gallenblase ohne Schaden für den Organismus zu entfernen. Notwendig ist diese Operation, wenn Gallensteine den Ausgang der Gallenblase so blockieren, dass kein Sekret mehr abgegeben werden kann und eine Gallenkolik die andere ablöst.

Die Gallenblase ist ein Muskelsäckchen, ein Hohlorgan, und um ihren Inhalt auszuleeren, muss sie sich kontrahieren. Auch wenn die Gallengänge mit Steinen verstopft sind, versucht die Gallenblase sich zusammenzuziehen und ihren Inhalt auszuleeren. Allgemeines Unwohlsein, Übelkeit und krampfartige Schmerzen begleiten solch eine Kolik. Frauen haben häufiger Probleme mit der Galle als Männer. Vielleicht ist eine psychosomatische Komponente mit im Spiel. Gallensäure ist eine aggressive Substanz, entschlossen und wütend wirft sie sich auf die zu vernichtenden Fettmoleküle. Mag sein, dass Frauen in ihrer geduldigen Sanftmut weniger zu dieser Aggressivität stehen und die Gallenblase sich zurückgehalten fühlt.

Choleriker haben meistens keine Probleme mit der Galle. Chole, das griechische Wort für Galle, stand Pate für den reizbaren und jähzornigen Menschentypus, der bei jeder Kleinigkeit hitzköpfig explodiert und deshalb weder als Familienoberhaupt noch als Chef besonders beliebt ist. Schon gar nicht in der Weihnachtszeit.

Gallige
Galle
gib mir
keine Geduld
gegen
größenwahnsinnige
und großkotzige
Gefährten des Lebens
Bittere
Blase
ich bete für Dich
bitte
bleib
böse
spuck Deine schleimigen Stoffe aus
stau Dich nicht auf
und werd nicht zu Stein
Ich will
Dich
nicht verlieren
Lieber
grünes
Gift
geifern

Wie ein dicker Wurm liegt die Bauchspeicheldrüse quer hinter dem Magen. Der Kopf dieses Zauberwurms ruht rechts auf dem Zwölffingerdarm, sein Schwanz sitzt links auf der Milz. Das Pankreas, die Bauchspeicheldrüse, ist ein Zauberwurm, weil sie gleichzeitig zwei unterschiedliche Aufgaben wahrnimmt.

Als exokrine Drüse, die mit ihren Ausführungsgängen Sekrete in Körperhöhlen abgibt, ist sie mit verschiedenen Enzymen fleißig an der Verdauung beteiligt. Als endokrine Drüse, die ohne Ausführungsgänge spezielle Protein-Hormone geradewegs ins Blut freigibt, hält sie den Blutzuckerspiegel in der Balance.

Die Bauchspeicheldrüse muss diese beiden Funktionen säuberlich voneinander getrennt halten. Kopf und Körper sind für die Verdauung zuständig, ihr Schwanz ist auf den Blutzucker spezialisiert. Zellverbände im Gewebe ihres Schwanzes, der so genannte Inselapparat, sorgen mit der Ausschüttung der beiden antagonistisch arbeitenden Stoffe Insulin und Glukagon für ein Gleichgewicht des Blutzuckers. Steigt der Spiegel an, wird Insulin freigesetzt, fällt er ab, ist das Glukagon an der Reihe. Eine diffizile Angelegenheit. Jeden Bissen Nahrung nimmt die große Bauchdrüse genau unter die Lupe. Ihren Argusaugen entgeht kein einziger Bonbon. Jede körperliche Anstrengung, die Zucker verbraucht, wird beobachtet und sogar das Wetter spielt bei ihren Entscheidungen eine Rolle. Ist es beispielsweise sehr kalt, braucht der Körper mehr Energie, um sich zu wärmen. Leber und Muskeln schicken gespeicherten Zucker aus ihren Vorratslagern in den Organismus, damit die Füße nicht kühl werden. Die Bauchspeicheldrüse bemerkt die Verschiebung der Zuckerreserven sofort und reagiert mit einer vermehrten oder verminderten Insulin-Abgabe.

Bei der Zuckerkrankheit, dem Diabetes, ist die Balance zwischen dem Insulin und seinem Gegenspieler gestört. Der Diabetiker muss mit einem Gerät täglich den Blutzuckerspiegel messen und sich notfalls das fehlende Insulin spritzen, denn sowohl der zu hohe als auch der zu niedrige Zuckerwert kann schnell lebensgefährlich werden. Das Pankreas trägt also eine extrem verantwortungsvolle Aufgabe. Vor allem der Schwanz unseres Bauchspeichel-Wurms mit seiner Blutzucker-Überwachung.

Der Kopf steht in enger Verbindung mit dem Duodenum. Pro Tag sprüht die Bauchspeicheldrüse einen knappen Liter ihrer alkalischen Verdauungssäfte in den Darm. Die darin enthaltenen Enzyme vervollständigen die Verarbeitung der Nahrung. Ihre Lipase spaltet Fette in Glyzerin und Fettsäuren auf, Amylase zerlegt Mehrfachzucker in Einfachzucker und Trypsinogen verwandelt Eiweißketten in Aminosäuren. Und wie überall im Bauchraum ist der Vagusnerv die Kommandozentrale dieser wunderbaren Drüse.

Bescheiden und unscheinbar
versteckt hinter dem Magen
hältst Du
kleiner Pankreas
fleißige Drüse
mein Leben in der Balance
Bescheiden und unscheinbar
versteckt hinter dem Magen
sorgst Du
kleiner Pankreas
fleißige Drüse
für meine Ausgewogenheit
Nicht zu viel und nicht zu wenig
genau richtig soll es sein
Des Lebens Süße folgen auch dunkle Tage
Nichts ist immer gut
bequem und einfach zu haben
denn sonst hat die Seele keine Aufgabe mehr
Bescheiden und unscheinbar
versteckt hinter dem Magen
hältst Du
kleiner Pankreas
fleißige Drüse
mein Leben im Gleichgewicht

Die meisten Menschen sind Omnivoren. Allesfresser. Auf ihrem Speiseplan stehen Pflanzen und Tiere. Auch wenn es den Vegetarier schaudert, sind unsere Zähne nicht nur auf Mahlen und Malmen, sondern ebenso auf das Reißen und Zerfetzen von Nahrung eingerichtet. Ein Schnitzel wird genauso verarbeitet wie Rohkost aus dem Ökoladen.

Verdauungssäfte haben keine Moralvorstellungen. Sie zerlegen alles in kleinste Bausteine und präparieren es für die Bearbeitung im Darm. Das ist ihre Aufgabe. Eiweiß in Aminosäure spalten, Fette in Glyzerin und Fettsäuren und Kohlenhydrate in Einfachzucker. Unterschiedliche Enzyme geben den Nahrungsbestandteilen auf dem Weg durch den Verdauungstrakt an verschiedenen Stellen den Impuls, ihre Molekularstruktur in immer kleinere Formen zu bringen. So wie ein großer Kleiderschrank bei einem Umzug in einzelne Bretter zerlegt werden muss, damit er durch die Türe passt. Die Enzyme sind dabei der Schraubenzieher, der das große Ganze in kleines Verschiedenes auseinander nimmt. Biokatalysatoren werden sie im Fachjargon genannt.

Erst wenn beispielsweise ein Apfel nur noch aus seinen kleinsten Bestandteilen, in diesem Fall der Fruktose, besteht, kann er vom Darm aufgenommen werden. Fruktose, der Fruchtzucker, ist ein Monosaccharid. Ein Einfachzucker mit einem speziellen Atomgefüge, das nur er hat und das ihn unverwechselbar als Fruktose ausweist. Ein Apfel enthält aber nicht nur den Baustein Fruktose, sondern auch Vitamine, Mineralien und Spurenelemente. Mit jedem Nahrungsmittel nehmen wir andere Bestandteile auf. Ein Schinkenbrot ist kein Bohneneintopf und ein Salatkopf keine Sahnetorte. Nur eine ausgewogene Ernährung mit verschiedenen

Zutaten gibt dem Körper alle lebensnotwendigen Nährstoffe. Die Kohlenhydrate dienen dem Betriebsstoffwechsel. Das ist alles, was den Körper betriebsfähig hält und uns befähigt, aufzustehen, arbeiten zu gehen, den Fußboden zu wischen, zu lesen oder Fußball zu spielen. Das Eiweiß wird für den Baustoffwechsel benötigt. Aus einem körperfremden Frühstücksei, das in der Leber in körperfreundliches Eiweiß-Material verändert wird, baut der Organismus neue Zellen für die Haare, Nägel oder Knochen. Das Fett ist hauptsächlich Energielieferant. Zusammen mit den Kohlenhydraten nistet es sich als Reserve für schlechte Zeiten in Form von Fettpölsterchen gerne im Körper ein.

Hochkomplizierte Verbrennungsvorgänge, zu denen der eingeatmete Sauerstoff das Feuer beisteuert, verwandeln dann die aufgenommenen Nahrungsbausteine mit ihren Vitaminen, Mineralstoffen, Spurenelementen und Salzen in Kraft und Energie. Stoffwechsel bedeutet; dass Stoffe auf dem Weg durch unseren Körper ihre Form wechseln. Ein Butterbrot wird mittels Enzyme in Atome zerlegt, vom Darm aufgenommen und mit Hilfe von Sauerstoff körperintern verbrannt. Die Energie, die dabei entsteht, wird mit dem Blut zu jeder Zelle transportiert und dort abgegeben. Die einzelnen Körperzellen erlangen dadurch die Kraft, zu wachsen, sich zu teilen und ihrer Aufgabe gemäß zu funktionieren. Was der Körper nicht benötigt, wird gesammelt und wieder ausgeschieden.

Für den Verdauungsabfall übernimmt diese Aufgabe der Darm, die Abbauprodukte der verbrauchten Energie trägt das Blut davon. Die Lungen und die Haut atmen Kohlendioxyd ab, die Nieren scheiden Wasser und andere Substanzen aus. Was sich so

einfach anhört, ist ein mehr als hochkomplexes Geschehen, das noch längst nicht in allen Einzelheiten erforscht ist.
Wie die Nahrung auf ihrer Reise durch unseren Körper mittels mechanischer und chemischer Verwandlung uns Menschen die Energie und Kraft schenkt, ein Haus zu bauen, einen Garten anzulegen oder ein Buch zu schreiben, ist -und bleibt vielleicht für immer- ein Geheimnis.

Die Erde
geküsst von der Sonne
bewässert von Regen
und gestreichelt vom Mond
ist unser aller Heimat
Deine und meine
den Tieren und Pflanzen
dem Korn und dem Brot
Ohne Erde würden wir verhungern
Ohne Sonne würden wir verhungern
Ohne Regen würden wir verhungern
Ohne Mond würden wir verhungern
Ohne Tiere würden wir verhungern
Ohne Pflanzen würden wir verhungern
Ohne Magen würden wir verhungern
Ohne Darm würden wir verhungern
Ohne die Fähigkeit,
Nahrung in Atome zu zerlegen
würden wir verhungern
Alles ist mehr als genug vorhanden
Warum sind wir Menschen
bloß die einzigen Geschöpfe
die diesen Überfluss
nicht teilen können?

Manche Menschen haben eine Wanderniere. Diese Niere ist kein besonders abenteuerlich veranlagtes Modell, das sich aus seiner Befestigung löst und auf Reisen geht. Eine Wanderniere sitzt nur tiefer im Lendenbereich als üblich. Die Niere ist paarig angelegt. Das bedeutet, sie ist immer zwei Nieren. Eine rechts und eine links vor der Wirbelsäule. Manche Menschen haben nur eine Niere. Von Geburt an oder durch eine Erkrankung. Sie können gut damit leben. Manche haben schiefsitzende oder doppelt angelegte Nieren. Sozusagen ein Paar zur Reserve. Sie können auch gut damit leben. Ohne Nieren kann man aber nicht leben. Eine künstliche Niere muss die Arbeit der zwei wie Bohnen geformten Organe übernehmen. 150 Gramm wiegt eine Niere. Pro Tag werden etwa 2.000 Liter Blut durch die beiden Wunderbohnen geschleust.

Das Blut fließt aus einem Zweig der Aorta in das Innere der Niere. Dort pressen zwei Schichten von Gewebe, die Rinde und das Mark, der Blutflüssigkeit nicht nur Wasser, sondern auch Giftstoffe und Stoffwechsel-Endprodukte ab. Über Kapillargefäße wird das Blut bis in die Feinstruktur der Niere gedrückt. Zu den Nephronen. Die Nephronen, die Nierenkörperchen, sind Zellverbände, die sich auf die Produktion von Harn spezialisiert haben. Mehr als eine Million dieser hochkomplizierten Gebilde liegen in den Nieren. Das Blut wird durch wasserdurchlässige Wände gepresst und mikroskopisch kleine Gefäßknäule gefiltert, bis etwa 150 Liter Primärharn gebildet sind. Blutkörperchen und Eiweißmoleküle werden in Filterstationen aufgehalten und über die Nierenvenen zurück in den Körper gebracht. Die gewundenen Harnkanälchen entziehen nun dem Primärharn nochmal 90

Prozent des Wassers, denn nur ein bis zwei Liter Urin gelangen täglich zur Ausscheidung Der Harn wird in den Nierenkelchen aufgefangen und im Nierenbecken gesammelt. Zwei Harnleiterschläuche transportieren den Urin mit Muskelbewegungen in die Harnblase.

Jeder Mensch beherrscht spätestens zum Kindergartenalter den Schließmuskel der Harnblase. Das muskuläre Hohlsäckchen der Blase kann bis zu einem Liter Urin aufnehmen. Warum Frauen ihre Blase öfter entleeren als Männer, ist eines der ungelösten Rätsel der Anatomie. Die weibliche Harnröhre ist vier Zentimeter lang, die männliche etwa zwanzig. Der Urin selbst hat aber bei beiden Geschlechtern die gleichen Bestandteile.

Wasser, Farbstoff und Stoffwechselabfallprodukte wie Harnstoff und Harnsäure, Ammoniak und Salze. Das wirkt desinfizierend. Manche Menschen trinken sogar diesen Saft und behaupten, es sei eine Gesundheitskur. Die Nieren sind Ausscheidungsorgane und sorgen für gleichmäßige Verteilung von Wasser und Salzen, überwachen den Blutdruck und kümmern sich um das Gleichgewicht zwischen Säuren und Basen.

Wie kleine Häubchen sitzen auf den beiden Nieren noch zwei Kappen, die Nebennieren. Hormonell arbeitende lebenswichtige Organe, die unter anderem die bekannten Wirkstoffe Cortison und Adrenalin herstellen. Cortison wirkt antiallergisch und entzündungshemmend, Adrenalin hilft uns, eine Prüfung zu bestehen, einen Säbelzahntiger zu verjagen oder ein Kind aus einem brennenden Haus zu retten. Die Nebennieren gehören zum so genannten Steuerungssystem des Körpers und wandern bei einer Wanderniere natürlich mit.

Welch ein Wunder
Mehr als eine Million
unsichtbare
fleißige
Arbeiter
pressen dem Blut
im Inneren meines Leibes
die schädlichen Gifte ab
All die
geknäulten Gefäße
filternden Poren
Schleifen
Kapseln
Kanäle
Kelche
Pyramiden
Sammelrohre
Strahlen
Säulen
Becken
und Nierenkörperchen
sorgen mit Rinde und Mark
dafür, dass ich leben kann
Welch ein Wunder

Die Augen sind zwei Außenposten des Gehirns. Alles, was wir sehen, leiten sie seitenverkehrt weiter. Und damit es dem Gehirn in seiner knöchernen Schale nicht langweilig wird, stellen sie die Bilder auf den Kopf. Soll doch das Gehirn enträtseln, was die Augen erspäht haben! Das ist schließlich seine Aufgabe.

Die Augäpfel, die mit ihren jeweils sechs Muskeln beweglich in der Augenhöhle sitzen, haben andere Aufgaben. Sie sind lebende Fotoapparate. Unablässig fotografieren sie das, was wir für die äußere Wirklichkeit halten. Die Augen sind Fenster, durch die das Licht in die Innenwelt des Körpers strömt. Licht besteht aus Wellen und Lichtteilchen. Strahlen der Sonne, der Farben und des Glücks. Durch die transparente Hornhaut können diese Wellen in den Körper eintreten.

Die weiße Lederhaut, eine Schicht des Augapfels, hält das Auge in seiner Form. Hinter der Hornhaut liegt die Iris, die Regenbogenhaut, die mit farbigen Pigmenten jedem Menschen seine eigene Augenfarbe schenkt. In der Iris sitzt die Pupille. Das schwarze Sehloch, das je nach Lichteinfall seine Größe verändern kann. Eng oder weit. Wie an der Blende einer Kamera.

Aber auch Emotionen wie Wut, Angst und Liebe beeinflussen die Größe der Pupille. Die Augen sind wahrhaftig der Spiegel der Seele.

Direkt hinter der Pupille sitzt die Linse. Ein nach beiden Seiten gewölbtes glasklares Gebilde, aufgehängt an den Ziliarmuskeln der Strahlenkörperchen. Das Licht wird auf dem Weg durch die Linse gebrochen. Unsere Linse ist eine Sammellinse. Sie lässt parallele Lichtstrahlen in einem Brennpunkt zusammenlaufen. Die Retina, die Netzhaut, ein mit feinen Adern durchwobenes

Gewebe am hinteren Rand des Auges, sammelt die gebrochenen Lichtstrahlen wieder auf. Wollen wir etwas in der Nähe sehen, ziehen sich die Ziliarmuskeln zusammen, die Wölbung der Linse nimmt zu und das gesehene Objekt kann auf der Netzhaut scharf wiedergegeben werden. Schauen wir in die Ferne, entspannen sich die winzigen Ziliarmuskeln, die Wölbung der Linse nimmt ab und das Objekt am Horizont wird auch scharf wiedergegeben. Diese Fähigkeit der Linse, ihre Brechkraft flexibel anzupassen, wird Akkommodation genannt.

Im Alter kann sich die Elastizität der Linse verringern. Die in der Linse gebrochenen Lichtstrahlen durchwandern den Glaskörper, einen durchsichtigen gallertartigen Raum, und fallen dann auf dem Kopf stehend und seitenverkehrt auf die Netzhaut. Die Netzhaut ist ein ausgestülpter Teil des Gehirns.

Auf ihrer Epithelschicht liegen Millionen von lichtempfindlichen Rezeptoren. Zäpfchen und Stäbchen. Die Zäpfchen empfangen die Farben und sind im Hellen am besten funktionstüchtig, die Stäbchen sind die Spezialisten der Dunkelheit und der Nacht. Sie lassen uns schwarz-weiße Bilder sehen. Auf dem Gelben Fleck, dem Punkt des schärfsten Sehens, stehen nur Zäpfchen.

Die Augen versuchen, die Linse immer so zu krümmen, dass die gesehenen Bilder auf diesen Gelben Fleck projiziert werden. Auf diesem Blinden Fleck sind weder Zäpfchen noch Stäbchen, denn dort ist die Eintrittsstelle des Sehnervs. Die auf der Netzhaut abgebildeten Eindrücke werden von den Rezeptoren in elektrische Impulse verwandelt und über den Sehnerv in das Gehirn geleitet. Dort werden die Impulse entschlüsselt und uns als gesehenes Bild übermittelt. Die Interpretation des Bildes findet im Gehirn statt. Jeder sieht also nur seine eigene Welt.

Etwa siebzig Prozent aller Sinneswahrnehmungen empfängt der Mensch über seine Augen, den Rest über das Gehör und die anderen Sinnesorgane. Die Augen sind demnach mehr als ein Spiegel der Seele. Sie sind unsere Fenster zur Welt.

Und die Augenlider sind die Rollos. Mehrmals in der Minute schließen sie sich, damit Tränenflüssigkeit die Augen befeuchten kann. Zum Schlafen werden sie zugeklappt, damit sich die lichtempfindlichen Zellen der Netzhaut ausruhen können. Die Augen selbst schlafen aber nicht. Interessiert beobachten sie in wilden Augenbewegungen die inneren Bilder, die im Schutze der Nacht in unserer Seele entstehen. Ganz ohne Zäpfchen und Stäbchen schauen sie uns beim Träumen zu.

Kostbare grün braun blau
gesprenkelte leuchtende Sterne
Ihr seid die Grenze
zwischen mir und der Welt
Ich bin innen
Ich sehe
empfange
und lasse die Bilder herein
Die Welt ist außen
fern oder nah
bewegt sich
bunt oder grau
Kostbare neugierige Sterne
in Euren Pupillen
bündelt Ihr diese Welt
und erst wenn sie die Dunkelheit überwunden hat
entsteht sie neu in mir selbst
Kostbare lachende Sterne
Ihr schenkt mir die Schönheit der Welt
und Farben und Licht
doch manchmal da will ich sie nicht
Zum Trost
gewährt Ihr mir
Tränen

Kinder können ihre Ohrmuscheln auf Durchzug stellen. Das, was sie hören sollen, geht unter Umgehung des Gehirns zum einen Ohr hinein und zum anderen wieder heraus. Manche Erwachsene können das Gras wachsen hören. Die beiden knorpeligen Trichter rechts und links am Kopf sind schon sonderbare Gebilde. Sie fangen vorbeifliegende Geräusche ein, schicken sie in die Röhre des Gehörgangs und bringen das Trommelfell zum Vibrieren. Sogar im Schlaf bleiben sie auf Empfang gestellt.

Das Trommelfell, eine graue runde Membran, wird durch die aufgefangenen Schallwellen in sanfte Schwingungen versetzt. Hinter dem Trommelfell liegen die drei Gehörknöchelchen des Mittelohrs. Der Hammer, der Amboss und der Steigbügel. Sie sind wie eine Kette gelenkig miteinander verbunden. Auf diese Weise kann der Schall weitergetragen werden. Vom Stiel des Hammers, der mit dem Trommelfell verwachsen ist, über den Amboss bis zum Steigbügel. Der Steigbügel schmiegt sich in eine Öffnung des Felsenbeins, einen Teil des Schädelknochens. Diese Öffnung wird ovales Fenster genannt. Dort ist der Übergang zum Innenraum des Ohrs.

Die Gehörknöchelchen liegen in der Paukenhöhle, einem luft-gefüllten Hohlraum, der über die Ohrtrompete in Verbindung mit dem Nasen- und Rachenraum steht. Um den Druckunter-schied zwischen Außenluft und Mittelohr auszugleichen, gibt es an der Ohrtrompete einen Eingang, der sich beim Schlucken mit einem knacksenden Geräusch öffnet. Über den Fuß des Steig-bügels werden die Schallschwingungen vom ovalen Fenster als Druckwellen zur Ohrschnecke weitergeleitet. Dieses gewundene Gehäuse wird auch Labyrinth genannt.

Das System aus knöchernen und häutigen Kurven mit Vorhöfen, Säckchen, Kanälen und drei Bogengängen ist so kompliziert aufgebaut, dass es bis heute noch nicht in all seinen Funktionen erforscht werden konnte.

Im Unterschied zum luftgefüllten Mittelohr ist das Innenohr mit Flüssigkeit gefüllt, ein besonderes Lymphwasser, das mit seinem Pegelstand dem Gehirn Informationen über die Haltung von Kopf und Körper im Raum liefert. Neigen wir den Kopf schräg, schwappt das Lymphwasser zur Seite und zieht an gallertartigen Membranen, die dem Gehirn diese Schrägstellung weitermelden. Die Bogengänge im Innenohr erfassen aber nicht nur horizontale und vertikale Lageveränderungen des Kopfes, sondern auch alle Drehbewegungen des Körpers. Eine wilde Karussellfahrt kann das Lymphwasser derartig in Schwung bringen, dass der nervus vestibulocochlearis, der achte Hirnnerv, der für die Erfassung und Verarbeitung der Reize aus Gehör und Gleichgewicht zuständig ist, leider das Brechzentrum informieren muss.

Im Labyrinth des Innenohrs soll es lieber behutsam und leise zugehen, denn die zarten Windungen der Schnecke, der Cochlea, beherbergen neben dem Gleichgewichtssinn auch das Gehör. Die Druckwellen vom Fuß des Steigbügels werden in der spiraligen Schnecke von etwa 35.000 Rezeptoren, die wie ein samtiger Teppich in den häutigen Gängen liegen, in Empfang genommen. Mit Härchen tasten diese hörenden Zellen die Druckwellen ab, verwandeln sie in elektrische Impulse und senden sie weiter in das Gehirn. Dort wird den Impulsen ein Sinn zugeordnet.

Es ist also wie bei den Augen. Jeder hört nur seine eigene Musik. Kinder können vermutlich die Haare ihrer Rezeptorzellen einklappen, wenn sie Wörter wie Hausaufgaben oder Aufräumen hören. Die elektrischen Impulse dieser Wörter fliegen offensichtlich einfach durch das andere Ohr davon.

Selten
ist die Welt
so leise
wie es
für die Seele
wichtig wär
Mit Pauken und Trompeten
trommelt sie sich
ins Gehirn
Mit Hammer und Amboss
schlägt sie
nochmal drauf
Verwirrt und verirrt
finden wir uns in einem Labyrinth
aus Getöse
Gerede
Gelärme
Geräusche
und endlosem Krach
Niemals Lautlosigkeit
Auch in der Nacht gibt es keine Stille mehr
um in ihr mit Haut und Knochen
Schnecken und Muscheln
die Seele schweigen zu hören

Unser Riechhirn ist ein Genießer. Es liebt Düfte aus der Küche und Blumen und Parfüm. Muss es aber an mehr als zehn Sorten Duft hintereinander schnuppern, gerät es haltlos durcheinander. Es gehört schließlich nicht zum pfiffigen Großhirn. Es sitzt in einem entwicklungsgeschichtlich älteren Gehirnteil, der wenig schmeichelhaft auch Reptiliengehirn genannt wird. Ich kann den nicht riechen, sagen wir Menschen, und beweisen damit, dass unsere Emotionen nicht nur vom denkenden Großhirn, sondern auch aus einem instinktiven Stammhirn bestimmt werden.

Der Geruchssinn ist ein sehr archaischer Sinn. Für ihn gibt es nur schwarz oder weiß. Lecker oder gefährlich. Freund oder Feind. In den Zeiten der Mammuts hat er uns beim Überleben geholfen. Heute ist das Riechhirn mehr dem Luxus zugeneigt.

Mit seinen zwei Stielen, den Riechkolben, kann es etwa 10.000 verschiedene Düfte identifizieren. Die beiden Riechkolben sind ausgestülpte Röhrchen, die wie Schmetterlingsfühler aus dem Riechhirn ragen. Die Nase ist also nicht der Riechkolben, auch wenn wir das Gebilde in der Mitte des Gesichts manchmal so nennen. Sie ist nur das äußere Gehäuse der Riechkolben.

Schon im niedlichen Kartoffelnäschen eines Babys liegen circa fünf bis zehn Millionen riechende Zellen. Diese Schnupperzellen können Duftmoleküle auffangen und in das Riechhirn weiterleiten. Riechzellen sind besondere Nervenzellen. Über Fädchen stehen sie in direkter Verbindung mit dem Riechhirn. Das eine Ende des Nervenfädchens sitzt in der Nasenschleimhaut, das andere Ende mitten im Gehirn. Bipolare Ganglienzellen heißen diese speziellen Nervenfasern, die sensorische Informationen vor Ort aufnehmen und ohne Unterbrechung ins Gehirn tragen. Alle

Riechzellen in der Nasenschleimhaut vereinigen sich zu einem einzigen Strang, dem Riechnerv, der eigentlich ein Bündel aus Millionen von Fädchen ist.

Der Riechnerv ist der erste Gehirnnerv. Die Bezeichnung der Gehirnnerven mit Zahlen von eins bis zwölf, sagt nichts über deren anatomische Bedeutung aus. Der erste Gehirnnerv ist nicht der beste oder wichtigste, zumal das Riechhirn aufgrund seiner evolutionären Bescheidenheit ohnehin nicht auf dem Siegertreppchen steht. Jeder Schnupfen kann es außer Gefecht setzen. Niesen und Nasenschnodder wirft es vollkommen aus der Bahn. Die feinen Riechfädchen in der Nasenschleimhaut sind blockiert. Selbst die schmutzabweisenden Borstenhaare in der Nase können nicht mehr helfen. Bei einem Schnupfen hat das Riechhirn Pause. Und weil die Nase über offene Kanälchen mit dem Mund und dem Rachen verbunden ist, haben auch die Geschmackspapillen auf der Zunge Pause.

Dem Schnupfen ist das egal, denn seine Viren fühlen sich in den dunklen und feucht-warmen Höhlen und Nebenhöhlen der Nase und des Kiefers richtig wohl. Die Nase ist nämlich mehr als ein knorpeliges Schnupperorgan. Sie ist auch Aufwärmbehälter und Luftbefeuchter. Adergeflechte in ihrer Schleimhaut arbeiten wie Heizspiralen und erwärmen die Luft. Drüsen befeuchten den Atem. Ohne unsere Nase würde die Einatmungsluft den Körper innerhalb von wenigen Stunden austrocknen.

In der
weit verzweigten
Höhlenlandschaft
meiner Nase
fangen sich
alle Düfte der Welt
Von Anis bis Zimt
es riecht und
schmeckt und
fühlt sich
immer
immer
wie Weihnachten an

Phantastisches Wunderwerk der Sinneszellen
Rezeptoren der Glückseligkeit
ohne Euch würde ich
heimatlos
einsam
verloren
und orientierungslos
durch ein fremdes Weltall taumeln

Mit den Händen begreifen wir Menschen die Welt. Einiges bleibt unbegreiflich. Die Hände sind das Werkzeug der Seele. Handfest oder händeringend befassen wir uns mit unserem Schicksal. Angeblich steht es in den Handlinien geschrieben. Niemandem sind so die Hände gebunden, dass sich nicht zur Not eine Lösung aus den Fingern saugen ließe. Es bleibt immer eine Handhabe übrig. Mit dem nötigen Fingerspitzengefühl kann man manche Frage in handliche Portionen zerlegen. Ohne eigenen Handlungsspielraum sind wir nie. Manchmal hilft auch ein Fingerzeig Gottes. Dem Denken muss allerdings immer das Handeln folgen. Dafür sind die Hände geschaffen.

Unsere Hände, die uns von fast allen anderen Lebewesen auf der Erde unterscheiden. Es ist nicht das Gehirn, das uns von den Tieren unterscheidet. Wale, Delphine oder Elefanten haben ein viel größeres Gehirn als der Mensch. Da wir ihre Sprache nicht sprechen und ohnehin glauben, die Krone der Schöpfung zu sein, haben wir beschlossen, dass Tiere dumm sind und denken nicht darüber nach, ob dieses größere Gehirn nicht sogar intelligenter ist. Tiere sind anders als Menschen. Vielleicht benötigen sie keine Hände. Sie stellen keine Waffen her. Sie bauen keine Hochhäuser, basteln keinen Computerchip und schreiben keine Bücher und Sonaten. Trotzdem sitzen alle Vogelkinder in einem gemütlichen Nest, fliegen Schmetterlinge von Schweden bis nach Nordafrika und singen die Wale in der Tiefe des Ozeans jedes Jahr neue und schönere Lieder. Tiere sind anders als Menschen.

Nur die Menschenaffen, die Primaten, besitzen Hände wie wir. Vier Finger und einen zu jedem einzelnen Finger in Opposition gehen könnenden Daumen. Mit dem so genannten Pinzettengriff sind wir in der Lage, einen Brösel vom Boden aufzuheben. Diese Fähigkeit bringen neugeborene Kinder nicht mit auf die Welt. Ihre kleinen Händchen schließen sich noch automatisch im Greifreflex um alles, was sie berühren. Im Laufe der Wochen verliert er sich, und macht den ersten, noch sehr unkoordinierten Greifversuchen Platz. Mit vier Monaten grabschen Babys gezielt, aber immer noch mit der ganzen Hand nach ihren Spielsachen. Der Pinzettengriff entwickelt sich acht Monate nach der Geburt. Erst dann können Kinder winzige Gegenstände mit Zeigefinger und Daumen greifen oder gezielt in der Nase bohren.

Die Knochen, Gelenke und Muskeln in Fingern, Händen und Armen sind bei Menschen und Menschenaffen anatomisch nahezu gleich. Ein dicker Unterarmknochen, die Elle, dreht sich im Handgelenk um einen zweiten zierlicheren Knochen, die Speiche. Durch mehrere Gelenke und Sehnen lassen sich die Finger einzeln bewegen. Eine stabile, bis zum Ellenbogen reichende Muskulatur, ergibt einen Händedruck, mit dem wir zupacken können. Ein weit verzweigtes Nervengeflecht im Arm trägt alle Botschaften aus den Händen in das Gehirn. Aus der rechten Hand in die linke Gehirnhälfte und aus der linken Hand in die rechte Gehirnhälfte. Bei den meisten Menschen ist die rechte Hand die dominante Hand, sie sind Rechtshänder.

Demnach begreifen die meisten Menschen die Welt mit ihrer linken Gehirnhälfte, der Hemisphäre, die mehr für das rationale Denken als für das emotionale Fühlen zuständig ist.

Ohne Hände
hätte der Mensch nie ein Feuer gemacht
gejagt und gekämpft oder Steine behauen
nicht umsonst finden sich
in den Höhlen der Frühzeit
die ockerfarbenen Abdrücke seiner Hände
Ohne Hände
hätte der Mensch nie die Schrift erfunden
gesät und geerntet
Pyramiden gebaut oder hängende Gärten
nicht umsonst
stehen wir noch heute erstaunt
vor den Wundern der einstigen Zeit
Ohne Hände
hätte der Mensch keine Bilder gemalt
in Kirchen und Domen
oder Sixtinischen Kapellen
beseelt von dem Wunsch
die Welt zu verstehen
nicht umsonst
hat der Mensch
Raketen ins Weltall gesandt
versehen mit Bildern
von unseren Händen

Frischverliebte brauchen keine Beine. Die Herzen fliegen und die Bodenhaftung geht verloren. Doch leider lassen sich die Gesetze der Schwerkraft nicht länger als einige Monate ignorieren. Der Sturzflug zur Erde ist unvermeidlich. Das Liebespaar fällt auf die Füße. Hoffentlich nicht auf die Nase, denn nur die Füße sind in der Lage, so manchen Aufprall des Lebens abzufedern.

Mit seinen großen Schaufeln trägt das knöcherne Becken die Säulen der Beine. Die Oberschenkelknochen sitzen fest verankert im Hüftgelenk und ihre runden Köpfe balancieren jeden unserer Schritte aus. An Knochenvorsprüngen, dem kleinen und dem großen Rollhügel, ist die starke Beinmuskulatur befestigt. Alle Bewegungen werden über die Hüftgelenke bis in die Wirbelsäule geleitet. Der Quadrizeps, der vierköpfige Oberschenkelmuskel, ist einer der größten Muskeln im Körper. Sein unteres Ende reicht bis zur Kniescheibe.

Der vierköpfige Muskel ist ein Strecker. Bei jeder Aufrichtung der Beine tritt er in Aktion. Treppensteigen, Kniebeugen und Radfahren sind seine Lieblingsbeschäftigungen. Auch die Wadenmuskulatur wird dabei trainiert. Die zwei Knochen des Unterschenkels, das Schienbein und das zierliche Wadenbein, treffen sich am Sprunggelenk und bilden dort den Knöchel. In der hochkomplizierten Konstruktion des Sprunggelenks befindet sich der Übergang vom Bein zum Fuß.

Auch Tiere haben Sprunggelenke. Oft stabilere und stärkere als der Mensch. Aber sowohl Form und Aufbau der Füße, als auch die fast im rechten Winkel dazu stehenden Unterbeinknochen, schenken dem Menschen als einzigem Wesen den aufrechten Gang. Bären und Affen können sich auch auf ihre Füße stellen und ein Stück laufen, aber wenn Gefahr droht und Eile geboten ist, geht es doch auf vier Pfoten schneller. Der Mensch ist immer ein Zweibeiner. Alle anderen Lebewesen sind Vierbeiner, es gibt auch Sechs-, Acht- oder Tausendbeiner.

Menschen müssen auf zwei Beinen gehen, damit sie ihre Greiforgane, die Hände, frei haben. Die Füße sind ähnlich wie die Hände aufgebaut. Mehrere Knochen und Sehnen geben dem Fuß bis in die Zehen Beweglichkeit. Straffe Bänder verhindern, dass wir bei jedem Schritt umknicken. Das Gewölbe des Fußes, der Teil, der auf dem Boden aufliegt, ist leicht nach innen gebogen. Unser Körpergewicht ruht auf den Fersen und den Zehenballen. Ist der Körper für die Füße zu schwer, können sich die straffen Bänder ausleiern und die Knochen absinken. Ein Plattfuß entsteht. Auch X- und O-Beine können durch die Form der Füße bedingt sein. Die Fußzehen werden durch Muskeln in den Füßen bewegt. Die langen Zehenstrecker und ein langer Großzehenstrecker haben beim modernen Menschen durch ungeeignetes Schuhwerk und zu wenig Barfußlaufen sehr an Beweglichkeit verloren. Bei Neugeborenen lässt sich in den Zehen ein archaischer Greifreflex auslösen, der sich bis zum Krabbelalter aber verliert.

Was sich aber nie verliert, ist die dem Menschen innewohnende Sehnsucht zu fliegen. Unsere erdgebundenen Beine einzuklappen, die Arme auszubreiten, sich in die Lüfte zu erheben und davon zu schweben. Vermutlich ist frisch verliebt sein deshalb so schön.

Ich laufe
barfuss
durch den feucht glitzernden Tau
eines Spätsommermorgens
oder den warmen Sand am Meer
und weiß
ich bin ein Geschöpf dieser Erde
meine Beine reichen genau bis zu ihr
Ich fliege
trotz
verwurzeltem
bodenständigem Halt
aber auch leichtfüßig
durch dieses Leben
und genieße
meine wenige kurze Zeit
Denn nicht nur der Erde
auch dem Himmel
bin ich verschrieben
mit Flügeln und Sehnsucht
nach Heimat und Schutz
Nur meine Achillessehne
die zeigt mir wie verletzlich ich bin
und wie viel ich noch lernen muss

Zu jedem Gruselfilm gehört ein Skelett. Das knochenklappernde Ungeheuer steigt nachts aus seiner moderigen Ruhestätte und versetzt die Lebenden in Angst und Schrecken. Vor allem Medizinstudenten fürchten sich sehr, denn sie müssen alle Gebeine dieser fleischlosen Wesen auswendig hersagen können. 206 einzelne Knöchelchen.

Allein an der Hand gibt es ein Dreiecksbein, ein Erbsenbein, ein Hakenbein, ein Kopfbein, ein Mondbein, ein Kahnbein und ein großes und kleines Vieleckbein. Knochen nannte man früher nicht Knochen, sondern Bein. Elfenbein besteht demnach aus den Knochen von Elfen. Erst als diese zauberhaften Geschöpfe fast ausgestorben waren, wurde der Handel mit dem kostbaren Material verboten.

Auf dem Friedhof, dem Beinhaus, wie es damals hieß, wird jeder Mensch im Laufe der Jahre zu einem Skelett. Knochen sind ausgesprochen langlebig. Ihr Gewebe, eine kompakte Substanz aus Mineralsalzen, Knochenzellen und Bindefasern, ist hart wie Stahl und leicht wie Aluminium. Die Knochen tragen nicht nur das Körpergewicht, sondern ermöglichen gleichzeitig, dass wir uns bewegen können. Ein phantastisches Kombi-System aus Stabilität und Leichtigkeit. Das Knochengerüst gibt dem Körper seine Form und schützt die zerbrechlichsten Teile. Das Gehirn ist in einer Kapsel aus acht verschiedenen Knochenplatten verwahrt. Neugeborene haben zwischen diesen Platten offene Lücken, die Schädelnähte oder Fontanellen, damit der Verstand noch Platz zum Wachsen hat. Bis zum Ende der Kindheit formen dann Schädeldach und Schädelbasis den kompakten Gehirnschädel. Der Gesichtsschädel, der vordere Teil des Kopfes, wird aus vierzehn unterschiedlichen Knochen gebildet. Manche haben sich zu den Augenhöhlen zusammengeschlossen, andere beherbergen den Gehörsinn und wieder andere bilden Nasen- und Kieferhöhlen. Der Unterkiefer besitzt als einziger Knochen des Kopfes eine Gelenkverbindung, damit wir den Mund öffnen können.

Da Ohrläppchen und Nase weit vom Kopf abstehen und deshalb beständig Gefahr laufen, umzuknicken, sind sie sicherheitshalber aus Knorpelgewebe gebaut, denn Knorpel kann sich elastisch verbiegen. Er ist weicher als Knochen, fester als Bindegewebe und sitzt als federnder Puffer zwischen den Knochen der Wirbelsäule und in den Kniegelenken.

Die Atmungsorgane und das Herz liegen wohlbehütet im Brustkorb. Zwölf Rippenpaare umschließen wie ein knöcherner Ring diese wichtigen Körperteile. Sieben Rippen sind mit dem Brustbein knorpelig verbunden, die anderen fünf behüten mit ihrem beweglichen Knochenkäfig den Magen, die Leber, die Milz, das Pankreas und die Gallenblase. Der kleinste Knochen im Körper ist der Steigbügel, ein Gehörknöchelchen. Er ist winzig wie der Fingernagel eines Babys. Die größten und längsten Knochen sind die Röhrenknochen in den Oberschenkeln. Sie arbeiten wie Hebel und befähigen uns, aufrecht zu gehen. Röhrenknochen haben einen Schaft und zwei Gelenk-Enden. Im Inneren des Schafts ist die Knochenmarkhöhle. Eine Kammer, in der Blutkörperchen geboren werden. Alle Knochen sind von außen mit einer weichen Knochenhaut umgeben. Außer am Ellenbogen. Dort verläuft ein in die Hand ziehender Nerv und wenn wir uns an der Stelle stoßen, können wir die Engelchen singen hören. Deshalb heißt er auch Musikantenknochen.

Wer solch ein Wunderwerk gestaltet
leicht und zart
lebendig wachsend
beweglich und stabil
muss größter Architekt
des Universums sein
Sonne
Erde
und
Mineralien
verbinden sich
zu einem tragenden Gerüst
Kompakt wie ein Haus
statisch exakt berechnet
fest wie eine Brücke
mit Lamellen und Balken gestützt
solide wie ein Dom
und doch filigran
wie ein Spinnennetz
Dieses
architektonische
Wunder
trägt
mich durch mein Leben

Muskeln sind ein geselliges Völkchen. Die einzelne Muskelfaser ist nicht gern allein. Am liebsten bildet sie zusammen mit vielen anderen Muskelfasern ein Bündel, das sich von einer Bindegewebshülle umfassen lässt. Bizeps, Trizeps, Gesäßmuskel und Co. sind demnach keine einzelnen Muskeln, sondern stabile Muskelgruppen, die sich in einer Form zusammengeschlossen haben.

Muskeln arbeiten oft zu zweit. Der Bizeps am Oberarm hat seinen Auftritt, wenn der Arm gebeugt wird und der Trizeps, wenn der Arm gestreckt wird. Auch im Oberschenkel gibt es Beuger und Strecker. Diese Muskeln werden Antagonisten genannt. Zieht sich einer zusammen, entspannt sich der andere und umgekehrt. Aber nicht alle Muskeln sind antagonistisch tätig.

Um das Skelettsystem zu bewegen, stehen uns etwa fünfhundert Muskeln zur Verfügung. Viele von ihnen beschäftigen sich emsig mit so lebenswichtigen Aufgaben wie den kleinen Fußzeh nach links außen zu drehen oder eine Gänsehaut direkt hinter dem Ellenbogen zu produzieren.

Muskeln sind fleißige Zellen. Selbst wenn wir entspannt auf dem Sofa liegen, sorgen sie dafür, dass der Kopf nicht von alleine zur Seite rollt, die Augenlider nicht zuklappen und wir nicht plötzlich in die Hose machen. Eine muskuläre Grundspannung, der Tonus, bleibt auch im Schlaf erhalten.

Gesteuert werden alle Muskeln vom Gehirn. Abertausende von Informationen fließen ununterbrochen zwischen ihm und den unzähligen Muskeln hin und her. Über das Rückenmark und das Zentralnervensystem sind alle Muskeln an Nervenfasern angeschlossen und diese benachrichtigen das Gehirn über unsere Lage und Haltung im Raum, unsere bewussten und unbewussten Absichten und eventuelle Gefahren. Wollen wir eine Tasse zum Trinken an den Mund heben, sendet das Gehirn eine Meldung an die Arm-, Hand-, Kopf- und Rückenmuskulatur, sich für diesen Vorgang bereit zu halten. Es wird als erstes überprüft, ob wir momentan sitzen, liegen oder stehen, denn unterschiedliche Körperhaltungen erfordern den Einsatz von unterschiedlichen Muskelgruppen. Jetzt gibt das Gehirn den Befehl, die Tasse zu ergreifen. Die Nerven leiten den Befehl an die motorischen Endplatten, die Verknüpfungsstelle zwischen Nerv und Muskel, weiter und die Muskeln setzen sich in Bewegung. Bevor unsere Hand die Tasse berührt, bekommt das Gehirn in Windeseile noch eine Mitteilung über die Temperatur der Tasse. Ist diese zu heiß, werden schnellere Nerveninformationsbahnen eingeschaltet. Die Muskulatur zuckt reflektorisch zurück.

Meistens passt unser Gehirn gut auf uns auf. Verbrühen wir uns den Mund, hat es vermutlich gerade Pause gemacht. Oder war mit anderen Dingen beschäftigt. Die Muskeln trifft auf jeden Fall keine Schuld. In der Sekunde, in der unsere Lippen den heißen Tasseninhalt fühlen, setzen sie sämtliche Abwehrmaßnahmen in Gang. Die Hand schleudert die Tasse weg, die mimische Gesichtsmuskulatur zeigt deutlich, was sie von dieser Angelegenheit hält und die Zungenmuskeln spucken das heiße Gebräu auf der Stelle wieder aus.

Muskeln sind sehr schnell. Die Myofibrillen, die Fasern, die auf elektrische Nervenimpulse reagieren, werden durch chemische Botenstoffe gelenkt. Zu viel seelische oder geistige Anspannung setzt zu viele dieser Botenstoffe frei. Die Muskulatur kann sich nicht mehr entspannen. Verkrampfungen und Koliken können die Folge sein. Auch das Herz besteht aus Muskelgewebe. Die Kontraktion der Herzmuskulatur unterliegt allerdings nicht unserem Willen. Ebenso wenig wie die Eingeweide- und Zwerchfellmuskulatur. Die Kontrolle über diese lebensnotwendigen Muskeln hat wieder der Vagusnerv.

Fünfhundert tüchtige Diener
eifrig geschäftig
und voll Energie
stehen mir rund um die Uhr zur Verfügung
Mit Schwung und Elan
Spannkraft und Tatendrang
setzen sie mich in Bewegung
Sie nehmen die Hälfte von meinem Körper ein
und wiegen die Hälfte von meinem Gewicht
sind kurz oder lang
klein oder groß
dick oder dünn
und versehen mit
Kopf Bauch und Schwanz
Meine fünfhundert tüchtigen Diener
Ich will Euch trainieren
stolz auf Euch sein
nicht nur faul auf dem Sofa liegen
und zum Dank
Euch allen
ein Geschenk überreichen
Jeden Tag
einmal
rundum entspannen

Manche Knochen sind füreinander geschaffen. Beispielsweise die Hüfte und der Oberschenkelknochen. Die Hüfte hat eine ausgehöhlte Grube, die Pfanne, und der Oberschenkelknochen einen runden Kopf, der genau in die Grube des Hüftknochens passt. Das Ende des Oberschenkelknochens kann sich bei jeder Bewegung der Beine in dieser Pfanne drehen. Ein Knochen folgt der Bewegung des anderen. Wie ein tanzendes Liebespaar. Das Hüftgelenk ist ein Kugelgelenk und ermöglicht eine Rotation in alle Ebenen. Wir können die Beine vorwärts, rückwärts, seitwärts, nach oben und nach unten bewegen. Auch das Schultergelenk ist ein Kugelgelenk. Der Kopf des Oberarmknochens dreht in der Pfanne des Schulterblatts. Unsere Arme, vor allem die Hände, sind dadurch in der Lage, in alle Richtungen des Raumes zu greifen.

Andere Knochen passen nicht so gut zueinander. Sie haben sozusagen ein anatomisches Beziehungsproblem. Wie ein zerstrittenes Ehepaar benötigen sie einen neutralen Dritten, um miteinander auszukommen. Im Knie übernimmt diese Rolle der Meniskus, ein halbmondförmiger Faserring, der zwischen den Gelenkflächen am oberen Ende des Schienbeins und am unteren Ende des Oberschenkelknochens sitzt. Mit seiner knorpeligen Beschaffenheit gleicht der Meniskus die Unebenheiten zwischen den beiden verschiedenen Knochen aus. Das Kniegelenk ist nicht nur das größte, sondern auch das komplizierteste Gelenk. Seine Gelenkkapsel beherbergt ein wahres Meisterstück der Natur. Drei einzelne Knochen, das zierliche Wadenbein, das Schienbein und der Oberschenkelknochen treffen dort aufeinander. Das Wadenbeinköpfchen schmiegt sich in eine Höhlung des Schienbeins, das

Schienbein verbindet sich über den Meniskus mit dem Oberschenkelknochen und zusätzlich gleitet noch eine verknöcherte Sehne, die runde Kniescheibe oder Patella, bei jeder Bewegung sanft über die beiden Knochen hin und her. Halt bekommt das Gebilde durch mehrere, sich zum Teil überkreuzende Bänder. Das Kniegelenk ist ein Scharniergelenk. Es kann sich beugen, strecken und seitliche Bewegungen vollführen.

Der Daumen hat ein Sattelgelenk. Zwei Gelenkflächen ermöglichen uns, den Daumen sowohl abzuspreizen als ihn auch im Pinzettengriff mit den übrigen Fingern zusammenzubringen. Andere Knochen im Körper tragen Zapfengelenke, eiförmige oder gleitende Gelenke.

Alle Gelenke sind von einer Gelenkkapsel umgeben, die mit straffen Bändern und Sehnen an ihrem Platz gehalten wird. Die im Gelenkspalt abgesonderte Gelenkschmiere sorgt dafür, dass die einzelnen Knochen nicht aneinander reiben. Gelenke sind die beweglichen Knochenverbindungen. Die unbeweglichen heißen Haften. Einige Haften, wie die Nähte am Gehirnschädel, bestehen aus Bindegewebe, andere, wie das Kreuzbein, sind knöchern zusammengeschmolzen.

Mit etwas Gymnastik können wir unsere Gelenke beweglich und bis ins hohe Alter in Schwung halten. Gelenkig bleiben, wie man sagt.

Ohne Knochen
wäre mein Leib
wie aus Gummi
Ohne Gelenke
wäre er steif und starr
Ich könnte
nicht stehen
nicht sitzen
mich überhaupt nicht bewegen
und auch
die Ellenbogen wären nicht da
Selbstverständlich
springe ich morgens aus dem Bett
und denke nicht darüber nach
welches Geschenk
mir gegeben ist
Ich kann mich bewegen
kann laufen springen tanzen
Ich darf mich bewegen
darf laufen springen tanzen
Sollte ich nicht jeden Tag
einen winzigen Moment
nur einen einzigen winzigen Moment
dankbar sein?

Elefantenbabys stecken in ihrer Haut wie in einem viel zu großen Pullover. Sie müssen in diese graue Hülle noch hineinwachsen. Die Elefantenmutter findet die Runzeln aber wunderschön und liebt ihr Rüsseltierchen trotz der überschüssigen Falten.

Menschenbabys stecken in ihrer Haut wie in einer Wurstpelle. Prall und auf den Millimeter exakt passend. Genau so viel Haut wie Baby. Wächst das Baby, wächst auch die Haut.

Die Hautoberfläche eines erwachsenen Menschen beträgt etwa zwei Quadratmeter. Die Haut ist das größte Organ des Körpers und mit etwa zehn Kilo Gewicht auch das schwerste. Ohne ihren schützenden Mantel könnten wir nicht leben, denn sie ist mehr als eine Hülle oder eine Pelle. Sie hält den Körper als kompaktes Gebilde zusammen. Ohne Haut wären wir eine amorphe Masse und ein einziges Durcheinander aus inneren Organen, Knochen und Blut. Wie eine zerlaufene Amöbe. Die Haut ist die äußere Begrenzung unseres Ichs.

In der Embryonalzeit entwickelt sie sich gemeinsam mit dem zentralen Nervensystem. Die Haut besteht aus drei Schichten. Die oberste Schicht, die Epidermis, ist ein mehrschichtiges Plattenepithel, das beständig nachwächst. Sie ist wasserundurchlässig, dehnbar und durchsetzt mit Schweißdrüsen. Unter der Epidermis liegt die Lederhaut. Eine Schicht aus straffem Bindegewebe und elastischen Fasern, durchzogen mit Blutgefäßen und Pigmentkörnern. Diese Pigmentkörner verleihen der Haut eine an die jeweilige Temperaturzone angepasste Färbung. Die Unterhaut, die innerste Hautschicht, dient dem Körper als Nährstoffspeicher. Dort lagert er Wasser, Salze, Kohlenhydrate und Vitamine ab. Zu viele Nährstoffe finden sich als ungeliebtes und doch wohlbekanntes Fett in dieser Hautschicht wieder. Mit zunehmendem Lebensalter verliert die Haut Elastizität und damit die Fähigkeit, Wasser einzulagern. Sie bekommt Runzeln und Falten. Ein wenig Speck in der Unterhaut hält uns also optisch länger jung.

Gegen graue Haare hilft Unterhautfettgewebe nicht. Die Haare sind Hornfäden, die ebenso wie die Haut verschiedenfarbige Pigmentkörner enthalten. Ein Kopfhaar hat eine Lebensdauer von drei bis fünf Jahren. Dann fällt es aus und wird durch ein neu nachwachsendes Haar ersetzt. Oder auch nicht. Haare wachsen eben, wie sie wollen. Auf dem Kopf, in der Nase oder auf dem Rücken. Mikroskopisch kleine Muskeln können alle Körperhaare zu einer Gänsehaut aufstellen.

Haare und Nägel werden Hautanhangsgebilde genannt. Sie sind eine Verzierung des Körpers, und helfen der Haut bei ihren Schutzaufgaben. Mit ihrem Säuremantel wehrt sie Bakterien ab, mit der Fettschicht hält sie uns warm und mit Schweißdrüsen sorgt sie im Sommer für Temperaturausgleich. Doch unsere Haut ist nicht nur Hülle oder Pelle, Wärmeregulator und Schutzorgan, sie schenkt uns auch die beglückenden Empfindungen der Zärtlichkeit. Sie ist das mit den meisten Sinnesrezeptoren bestückte Organ des Körpers. Abermilliarden von Nervenzellen leiten Liebkosungen direkt an die Seele weiter. Denn sowohl Menschen als auch Elefanten haben Sehnsucht nach Körperkontakt. Und weder niedliche graue Baby-Runzeln noch Altersfalten ändern etwas daran.

Zartes sanftes Gebilde der Haut
Millionen Deiner Zellen
gestalten einen eigenen Kosmos
sind ich oder Du
allein in der Welt
Niemand kann aus seiner Haut
oder
in die eines anderen schlüpfen
Tröstlich bestürzende Wahrheit
doch
unter der Haut
sind alle gleich
ob Mann oder Frau
jung oder alt
schwarz oder weiß
dort wohnt unsere Seele
verletzlich
einmalig
und unverwechselbar
wie die Linien der Hände
die zärtlich den Deinigen folgen
behutsam
respektvoll
und Grenzen bewahrend

Fettzellen führen heutzutage kein schönes Leben. Ungeliebt, verachtet und verflucht. In jeder Zeitschrift wird über ihre Hässlichkeit gesprochen. Medizinische Broschüren stellen sie als bösartige Killer dar. Chirurgische Messer rücken ihnen rücksichtslos zu Leibe. Chromblitzende Absauggeräte machen ihrem Leben den Garaus. Und mit immer neuen Diäten werden sie erbarmungslos verfolgt. Die armen gelblichen Fettzellen! Dabei tun sie nur das, was ihnen ihr genetisches Programm vorschreibt. Sie speichern in ihrem runden Zellleib Energiereserven.

Alle Fettzellen sind mit einem einzigen Tropfen Fett ausgefüllt. Ihr flachgedrückter Kern liegt seitlich an der Zellwand. Das Fett ist ein jederzeit anzapfbarer Brennstoffvorrat für den Körper. Für schlechte Zeiten. Und es ist ein Wärmeschutz. Ein Polster gegen Stoß und Schlag. Es ist druckelastisch und hält warm wie eine isolierende Steppdecke.

Fett ist lebensnotwendig. Eine vollkommen fettlose Ernährung würde den Organismus innerhalb weniger Wochen schädigen. Fett schenkt dem Körper Energie. Über die sichtbaren Fette wie in Butter und Öl und die unsichtbaren Fette im Fleisch, der Milch oder dem Korn holt sich der Körper Kraft. Ohne Nahrungsfett würde uns die Gehirnsubstanz schwinden. Wir könnten keine fettlöslichen Vitamine aufnehmen und keine Zelle könnte mehr aufgebaut werden.

Es gibt Speicherfett und Baufett. Das Speicherfett besteht aus den von der Leber in Fett verwandelten Kohlehydraten und sitzt in der Unterhaut. Diese weiche Auskleidung der inneren Hautschicht besitzt jeder. Selbst der dünnste. Die Fettmenge fällt nach Nahrung, körperlicher Bewegung und familiärer Veranlagung mal mehr und mal weniger ins Gewicht. Männer sammeln ihre Fettreserven gerne am Bauch. Frauen eher an den Oberschenkeln, am Popo und in der Taille. Das Baufett dient dem Körper als Unterfütterung von besonders beanspruchten Stellen. Am Gesäß und an den Fersen polstert es die Knochen ab. Eine Fettkapsel hält die Nieren an ihrem Platz. In den knochigen Augenhöhlen füllt es tote Winkel aus und fängt die schnellen Bewegungen des Glaskörpers auf. In einem akuten Hungerzustand holt sich der Körper die Energievorräte aus dem Baufett zuletzt.

Das ist auch der Grund, warum die hungernden Kinder der Welt so erschreckend hohläugig aussehen. Selbst das Baufett in den Augenhöhlen ist aufgebraucht.

In unseren Breitengraden kämpfen die Menschen genau mit dem Gegenteil. Viele haben Übergewicht. Ein gefährlicher Ballast für das Herz, den Blutdruck und die Gefäße. Übergewicht sind nicht die paar Pfunde, die Frauen gut durch die Wechseljahre helfen. Übergewicht ist nicht jede Speckfalte am Bauch. Das ist modische Hysterie und ein offener Affront gegen den Körper. Die Folge sind magersüchtige Mädchen und die jedes Essen erbrechenden Frauen. Inzwischen sind auch immer mehr Männer von der, das Leben verweigernden, Erkrankung betroffen. Das wunderbare Körpersystem der Nahrungsspeicherung trägt an diesem Problem jedoch keine Schuld.

Auch wenn ich mir mit diesem Lied
keine Freunde schaffe
so singe ich doch
einen Lobgesang
auf das Fett
Sanftes
weiches
warmes
zärtliches
Fett
Kein neugeborenes Kind
das sich an einen knochigen Körper schmiegen wollte
kein Mann
der kantige
trockene
harte
Kurven liebt
und eine Frau
eine
geschmeidig mollig samtig
seidene Frau
Du meine Güte
welch ein
wohlig üppiger Überfluss

In der griechischen Mythologie trägt Atlas, ein Sohn der göttlichen Titanen, auf seinen Schultern das Himmelsgewölbe. In der Anatomie trägt Atlas den Kopf. Der Atlas, der erste Halswirbel, hat die Form eines Ringes. Über kleine Gelenkflächen ist er mit dem Hinterhauptsbein am Gehirnschädel verbunden. Menschen können deshalb ihren Kopf nicht so schnell verlieren. Zumindest anatomisch gesehen.

Der Axis, der zweite Halswirbel, greift mit seinem nach oben gerichteten Zahn, einem zapfenförmigen Fortsatz, in den Ring des Atlas und ermöglicht uns dadurch, den Kopf zu drehen. Die Gelenkflächen zwischen den beiden oberen Halswirbeln erlauben uns, mit dem Kopf zu nicken. Bänder und starke Muskeln vervollständigen die Befestigung des Kopfes am Rumpf. Diese Übergangsstelle ist allerdings ein neuralgischer Punkt im Körper. Viele Kopfschmerzen und Rückenbeschwerden beruhen auf einer verspannten Halsmuskulatur.

Neben dem Atlas und dem Axis hat der Mensch noch weitere fünf Halswirbel, zwölf Brustwirbel und fünf Lendenwirbel. Das Steißbein, ein Relikt unserer schwanztragenden Verwandten, den Wirbeltieren, sitzt wie ein nach innen gebogener knöcherner Haken am Ende der Wirbelsäule.

Die Halswirbel stützen den Kopf, den Hals und den Nacken, an den Brustwirbeln sind die Rippen verankert und die Lendenwirbel sorgen für die Balance des Körpergewichts. Die einzelnen Wirbel werden vom Hals bis zur Lende immer größer und stabiler.

Die Wirbelsäule hat eine Länge von etwa 75 Zentimetern. Drei Krümmungen und die zwischen den Wirbeln liegenden Bandscheiben federn unsere Bewegungen ab. Die Bandscheiben oder

Zwischenwirbelscheiben wirken wie kleine Kissen, die mit ihrer harten Hülle und einem weichen Kern jeden Wirbel gegen Stöße polstern. Bandscheiben sind sehr neugierig. Manchmal kommen sie aus ihren Zwischenwirbelritzen heraus, um nachzuschauen, was so in der Welt da draußen vor sich geht. Man nennt das dann einen Bandscheibenvorfall. Eine schmerzhafte Angelegenheit. Das Rückgrat beweglich halten und Rückengymnastik halten die Bandscheiben von solchen Außenbesuchen ab. Die Wirbelsäule als bewegliche Achse unseres Körpers liebt genüssliches Räkeln, sanftes Strecken und kugelrunde Purzelbäume.

Jeder Wirbel ist mit seinem Nachbarn über Gelenke verbunden. Wie ein Turm stapeln sich die einzelnen Wirbel aufeinander. Außer den beiden ersten Halswirbeln hat jeder Wirbel die gleiche Gestalt. An den runden Knochen der Wirbelkörper sitzen sowohl nach hinten, als auch nach rechts und links knöcherne Fortsätze. Die nach hinten gelegenen Dornfortsätze kann man unter der Haut des Rückens tasten. Die seitlich gelegenen Querfortsätze tragen Gelenkflächen und sind Ansatzpunkte für die starke Rückenmuskulatur.

Im Inneren der Wirbelsäule, dem Wirbelkanal, verläuft das Rückenmark. Die Knochen der Wirbelkörper schützen diese Verlängerung des Gehirns. Durch winzige Zwischenwirbellöcher treten die Rückenmarksnerven aus.

Eine Verletzung an der Wirbelsäule kann immer auch zu einer Verletzung der Rückenmarksnerven führen. Die Wirbelsäule ist eines der stärksten und kompaktesten Knochenbauwerke der Natur und gleichzeitig der verletzlichste Teil unseres Körpers.

Wunderwerk der Wirbelsäule
bewegliche Feder der Kraft
geschmeidig wandern wirbelnde
Ströme aus Energie
Deine dreifach gebogene Schlange
hinauf und hinunter
Wunderwerk der Wirbelsäule
niemals werde ich dulden
dass einer Dich zusammenstaucht oder bricht
denn aufrecht will ich mein Leben gestalten
mich dehnen, mich recken und strecken
und verbinden den Kopf mit dem Bauch
Wunderwerk der Wirbelsäule
bewegliche Feder der Kraft
ich will nicht
wie Atlas die Welt auf dem Rücken tragen
denn das bekommt Dir nicht gut
Luft soll zwischen den Wirbeln bleiben
Platz für Neugier und Mut
Gelenkig beweglich
geschmeidig wie eine Katze
wirbeln wandernde Ströme
Deine dreifach gebogene Schlange
hinauf und hinunter

Wissenschaftler in aller Welt bemühen sich, das Geheimnis des menschlichen Gehirns zu lüften. Mit komplizierten Apparaten, Elektroden und Sonden dringen sie in die schweigsame Dunkelheit unserer großen grauen Walnuss vor. Und sie finden dort verschlungene Windungen, gekräuselte Furchen, dünne Häute, kleine Anhängsel in Erbsen- oder Bohnenform, mit Flüssigkeit gefüllte Kammern und voneinander abgegrenzte Bezirke. Lappen werden sie genannt. Stirnlappen, Scheitellappen, Schläfenlappen und Hinterhauptslappen. In den einzelnen Lappen finden sich Funktionsbereiche. Bestimmte Orte, mit denen wir Musik wahrnehmen, aus Buchstaben vernünftige Wörter bilden oder über die letzte Umlagenabrechnung unseres Vermieters nachdenken. Je nachdem, ob wir diesen Vermieter doof oder sympathisch empfinden, sind andere Funktionsbereiche aktiv. Wie bei einem Computer.

Wissenschaftler in aller Welt vergleichen das Gehirn gerne mit einem Computer. Die Großhirnrinde ist die Festplatte. Stammhirn und Rückenmark sind kostenlos mitgelieferte Hardware, ohne die sowieso nichts läuft. Unsere Eindrücke sind der Input, die Reaktionen der Output. Nur die Software, die den lebendigen Super-Computern zur Verfügung steht, ist bei jedem Menschen unterschiedlich. Manche lieben nur ihre Musik-CD´s, andere ihr Schreibprogramm und wieder andere haben im Gehirn eine Schublade voller Kriegsspiele. Dieses Betriebssystem läuft immer besonders schnell Gefahr, abzustürzen.

Fest steht, das Gehirn arbeitet ähnlich wie ein Computer. In der Großhirnrinde wird alles abgespeichert. Sämtliche Eindrücke, alles Wissen und jede Erfahrung. Das entwicklungsgeschichtlich viel ältere Stammhirn kontrolliert die autonomen Überlebensvorgänge wie Herzschlag, Atmung, Verdauung und Blutdruck. Alle Zellen im Körper sind vom Gehirn aus mit zwanzig bis vierzig Milliarden Nerven verkabelt. In diesen Nervenkabeln werden mit chemischen und elektrischen Impulsen laufend Informationen weitergeleitet.

Der Thalamus, der Hypothalamus und die Hypophyse arbeiten wie Mikrochips an speziellen Aufgaben. Im Hippokampus, einem weiteren Teil des Gehirns, wird das räumliche Gedächtnis aufbewahrt. Im Mandelkern, der Amygdala, befindet sich die Schaltzentrale unserer Emotionen. Alle Erfahrungen werden dort aufgehoben und mit vorhergehenden Erfahrungen verglichen. Die Amygdala, so sagt man, ist der Bauch des Gehirns. Zusammen mit dem limbischen System, einer Art prähistorischem Fühlgehirn, lacht sich dieser Mandelkern allerdings über die Versuche, unser Gehirn zu begreifen, ins Fäustchen. Der Computer steht sich selbst im Weg. Der Gehirnforscher erforscht mit seinem Gehirn das Gehirn. Ein Blick in den Spiegel im Spiegel. Im Laufe der Zeit wird die moderne Hirnforschung sicher noch mehr herausfinden, was an unserem Gehirn der Funktionsweise eines Computers ähnlich ist. Zum Verständnis von anatomischen Abläufen, zur Erkennung und Behandlung von Krankheiten und zur Entdeckung weiterer wunderbarer Strukturen in unserem Gehirn ist diese Forschung wichtig, aber was den Menschen von dem Computer unterscheidet, das wird -hoffentlich für immer – ein Geheimnis bleiben.

Unzählige
bei jedem Menschen einzigartig geformte
puddingartige etwa drei Pfund schwere
graue geheimnisvolle Windungen
fragen sich selbst
und die Welt
Wer bin ich?
Woher komme ich?
Wohin gehe ich?
Ist jeder ein einsames Universum
alleine mit seinem Gehirn
oder sind wir mehr
als die Summe unserer Teile?
Das Wunder der Intelligenz und Bewusstheit
hilft uns nicht weiter
der Mandelkern nimmt nur wahr was er will
selbst die rechte und linke Gehirnhemisphäre
sind sich nicht einig
und liegen darüber im Streit
Vermutlich bleibt uns deswegen nichts anderes übrig
als diesen grauen gewundenen Pudding
trotz all unserer Unwissenheit
einfach
zu lieben

Nerveninformationen wandern in einer Sekunde bis zu hundert Metern. Tritt sich ein zwei Meter großer Mann einen Reißnagel in den Fuß, dann könnte die Information in einer Sekunde bis zu fünfzig Mal ins Gehirn gemeldet werden. Rein streckenmässig gesehen, denn natürlich wird die Botschaft nur einmal gemeldet. Nerven sind doch keine aufgescheuchten Hühner.

Sobald sich der Reißnagel in den Fuß bohrt, schicken die Nerven eine Nachricht zu einem Nervengeflecht im Becken. Einer Informationssammelstelle, einem Plexus. Auch im Bauch- und im Brustraum gibt es solche Nervengeflechte. Von dort geht es auf die Nerven-Autobahn des Rückenmarks. Und während sich der Reißnagel noch durch die Hautschichten arbeitet, ist das Gehirn schon über das Drama informiert.

Das Rückenmark ist die Verbindung zwischen Gehirn und jedem einzelnen Punkt des Körpers. Gut verwahrt in der knöchernen Wirbelsäule, ziehen Milliarden von Nervenfasern vom Kopf in den Körper und zurück. Sie entspringen alle im Gehirn.

Rückenmark und Gehirn sind eine funktionelle Einheit. Sie bilden das ZNS, das Zentrale Nervensystem. Die graue Substanz im ZNS besteht aus Gruppen von Nervenzellleibern, die weiße Substanz sind Neuriten, beschichtete Fortsätze der Nervenzellen, die wie lange Arme aus den Nervenzellen herausragen.

Ihre Beschichtung, das Myelin, sorgt für eine schnelle Datenübertragung. Neuriten können bis zu einem Meter lang werden. Geschützt durch drei Rückenmarkshäute ziehen ihre Bahnen wie Kabel durch den Wirbelkanal. Die harte Rückenmarkshaut, die Dura, ist mit den Knochen des Wirbelkanals und des Gehirns verbunden. Als feste äußere Hülle schützt und ernährt sie das

Nervensystem. Die Spinngewebshaut oder Arachnoidea, die zweite Rückenmarkshaut, ist eine hauchdünne, fast durchsichtige Schicht. Zwischen ihr und der weichen Rückenmarkshaut oder Pia, fließt das Gehirnwasser.

Im Gehirn überzieht diese Haut jede Windung und Furche. Der Liquor, das Gehirnwasser, schützt Rückenmark und Gehirn wie ein Wasserkissen vor Erschütterungen und Stößen. Er wird in den Adergeflechten der Gehirnkammern gebildet und vier bis fünf Mal am Tag erneuert.

Direkt unter dem Hinterhauptslappen des Großhirns sitzt das Kleinhirn. Es verbindet Großhirn und Rückenmark und ist vorwiegend für die motorische Kontrolle des Körpers zuständig. Gleichzeitig hat es Kontakt zum Hirnstamm, in dem sämtliche Überlebensfunktionen gesichert sind. In dieser Region beginnt das Rückenmark. Dort entspringen auch die Gehirnnerven.

In Form eines Schmetterlings liegt die graue Substanz des ZNS im Rückenmark. Aus ihr wachsen 31 Spinalnerven, die sich aus den Zwischenwirbellöchern der Wirbelsäule einen Weg zu allen Zellen des Körpers bahnen. Nerven, die das Gehirn über Körperempfindungen und Ereignisse aus der Außenwelt informieren, die sämtliche Bewegungen der Skelettmuskulatur koordinieren und die in Blitzeseile den armen Mann mit dem Reißnagel dazu bringen, sein Gesicht in Schmerzen zu verziehen, den Fuß hochzuheben und den Reißnagel herauszuziehen.

Das Rückenmark hat die wichtige Aufgabe, den Organismus zu beschützen, und ihn, im Falle von Gefahr, so schnell wie möglich in Sicherheit zu bringen. Das über dem Rückenmark thronende Gehirn hat die Aufgabe, eventuell drohende Gefahren mit seiner

Intelligenz vorherzusehen, und Lernerfahrungen zur Quintessenz des Lebens zu machen.
Irgendwo in der großen grauen Walnuss, zwischen Hypophyse, Hypothalamus und frechem Mandelkern, wird abgespeichert, in Zukunft keine Reißnägel mehr auf dem Boden herumliegen zu lassen.

Ich stelle mir vor
wie meine ehrwürdigen Spinalnerven
bei einem Purzelbaum auf den Kopf gestellt
um die eigene Achse gedreht
und durchgeschüttelt werden
Wie sie vor Freude und Spaß
mit meinem Kleinhirnwurm
und dem Reptiliengehirn lustvoll kichern
Ich stelle mir vor wie Dura und Pia
und Spinngewebshaut bei drohender Gefahr
aneinandergeschmiegt zusammenhocken
eiskalt den Rücken hinunterlaufen
und vor Grauen und Angst
mir die Haare im Nacken aufrichten
Ich stelle mir vor
wie zärtliche Pyramidenbahnen
und Vorder – und Hinterhörner
in Schmetterlingsform
liebevoll und gewissenhaft für mein Leben sorgen
und auf schnellstmöglichem Weg
alle Informationen
jeden Tag
in tiefschwarzem Dunkel
durch meinen Körper tragen

Immer mehr Menschen sind von den Anforderungen des Alltags genervt. Ihre synaptischen Endknöpfchen, die Kontaktstellen der einzelnen Nervenfasern, stehen permanent unter Strom und ihre Neurotransmitter, die Botenstoffe der Nervenzellen, spucken statt friedlicher Substanzen nur noch Gift und Galle aus. Für die heutige Zeit ist offenbar ein stabiles Nervenkostüm vonnöten. Millionen von Menschen mit Herzinfarkt, Magengeschwür, Bluthochdruck, Alkoholikern, Tablettensüchtigen und Allergikern sind das Ergebnis von nicht mehr zu bewältigendem Stress. Kein Säbelzahntiger könnte unser Nervensystem so bedrohen wie die moderne Hochleistungsgesellschaft. Der menschliche Körper ist der Dauerbelastung des immer schneller, reicher, besser und weiter als die Nachbarn zu sein, nicht gewachsen. Hetze und seelische Sinnlosigkeit machen den Organismus krank.

Das Nervensystem braucht Anspannung und Entspannung. Anregung und Ruhe. Und auch ein wenig Aufregung, dann aber wieder genügend Muße, um sich zu regenerieren.

Die meisten Nervenimpulse laufen unbewusst oder autonom ab. Blutdruck, Herzschlag, Atmung und Verdauung werden ohne unsere willentliche Kontrolle gesteuert. Neben dem autonomen Nervensystem gibt es das sensorische, das für die Übermittlung der Körperempfindungen zuständig ist, und das motorische, mit dem wir unsere Muskeln bewusst in Gang setzen.

Die einzelne Nervenzelle, das Neuron, ist spezialisiert auf seine jeweilige Funktion. Entweder regt sie Muskeln zur Kontraktion an, versorgt Drüsen und Organe mit neuen Nachrichten oder überbringt Botschaften an die Schwesterzellen. Neuronen haben fadenförmige Fortsätze, die sich mit denen anderer Neuronen verknüpfen. Jedes Neuron besitzt zwischen tausend und bis zu zehntausend Verbindungsstellen. Wenn wir eine neue Fähigkeit erwerben, ob intellektueller oder muskulärer Art, bilden die Neuronen einfach weitere Schaltungen. Das neuronale Netz, das unseren ganzen Körper mit Nervenzellen und ihren neugierigen Tentakeln überzieht, erweitert sich. Bei einer Verletzung oder nach Sauerstoffmangel kann der Organismus die Neuronen nicht mehr erneuern, sondern nur versuchen, andere Schaltungen aufzubauen. Nervenzellen werden durch elektrische Impulse zur Arbeit angeregt, an den Kontaktstellen der Nerven, den Synapsen, sorgt eine Überträgersubstanz, der Neurotransmitter, für die Weitergabe aller Informationen. Diese Substanz sagt den Muskeln, Organen und Drüsen, ob sie arbeiten oder ruhen sollen.

Sympathikus und Parasympathikus, zwei sich gegenseitig ausbalancierende und miteinander spielende Teile des autonomen Nervensystems, sorgen für eine gesunde Mischung zwischen Anspannung und Entspannung in Körper, Seele und Geist. Der Sympathikus ist der Wachmacher. Mit dem Neurotransmitter Adrenalin gibt er uns die Kraft, gegen Feinde und Gefahren zu kämpfen, indem er Atmung, Herzschlag und Blutdruck erhöht. Der Parasympathikus ist der Beruhiger. Sein Botenstoff, das Azetylcholin, senkt Atmung, Herzschlag und Blutdruck, schenkt uns einen erholsamen Schlaf und erneuert unsere Energie.

Eine Disharmonie in diesem sich gegenseitig ausbalancierenden System führt zu nervösen Gesundheitsstörungen. Viel Bewegung, fröhlich stimmende Unternehmungen, ausgleichende Hobbys und sich nicht immer über alles aufregen, hält das Nervensystem in harmonischer Balance und uns trotz der Anforderungen des Alltags gesund. Zwischendurch tief in den Bauch atmen, dem weichen Solarplexus, dem so genannten Sonnengeflecht, Ruhe und Gelassenheit schicken und auch mal fünf grade sein lassen, ist die beste Medizin gegen Stress aller Art.

Bin ich erst mit einem Magengeschwür
oder Herzinfarkt ein wichtiges Mitglied
dieser gehetzten Gesellschaft
Kann ich nur mit Reichtum
Besitztum und Macht
meinem Leben Bedeutung verleihen
Soll ich in dem allgemeinen Gerenne
um Sicherheit, Arbeit und Geld
meine Nerven und die Gesundheit verlieren
Im Angesicht
der Ordnung des Universums
ist der Mensch
jeder Mensch
nur ein kleines belangloses Licht
Seine Ängste
durch die Medien genährt
und den ewig gleichen Geschäften der Welt geschürt
sind überflüssig und sinnlos
im Angesicht der Ordnung des Universums
Da lasse ich mir doch lieber von Zeit zu Zeit
die Sonne auf den Bauch scheinen und tanze
mit meinen Träumen und Astrozyten
den sternförmigen Nervenzellen
in Schönheit und Harmonie

Im Frühling springen die Hormone kreuz und quer. Der Hypothalamus kann sie kaum mehr bändigen. Seine Autorität als Ko-
ordinator aller Hormone gerät ins Wanken. Er informiert die
Hypophyse, sein erbsenähnliches Anhängsel, und bittet sie um
strengere Kontrollen. Die Hypophyse wackelt an ihrem kurzen
Stiel hin und her und kann mit ihrem Fliegengewicht von einem
halben Gramm leider nichts daran ändern. Ein paar Regenschauer
werden den hormonellen Aufstand schon wieder abkühlen! Die
Hirnanhangdrüse ist ganz zuversichtlich. Der Hypothalamus ist
zufrieden. Schließlich regiert er sein Königreich der Hormone
nicht wie ein Despot. Sollen die kleinen Botenstoffe doch in der
Frühlingssonne ein bisschen springen.
Die Schilddrüse kurbelt den Herzschlag, den Stoffwechsel und die
Energiereserven an, die Zirbeldrüse schickt uns später ins Bett
und die Geschlechtsdrüsen überlegen, ob es nicht mal wieder Zeit
für eine aufregende Liebesgeschichte wäre. Hormone bestimmen
mehr über unser Leben, als wir glauben. Der Hypothalamus sitzt
im Zentrum des Gehirns. Seine Nervenzellen stehen in direkter
Verbindung mit dem autonomen Nervensystem und dem so
genannten limbischen System, dem Teil des Gehirns, der für
Emotionen zuständig ist. Wie in einer Schaltzentrale laufen dort
alle Informationen über unsere Befindlichkeiten, Gefühle und
Körperfunktionen zusammen. Und das nicht nur im Frühling,
sondern jeden Tag unseres Lebens.
Hormone steuern das Wachstum und die Entwicklung, regeln
den Stoffwechsel, ordnen das Geschlechtsleben, koordinieren
Schlaf- und Wachphasen, halten den Blutzuckerspiegel stabil,
bestimmen über unsere psychischen Reaktionen und stimmen

alle Tätigkeiten der Organe aufeinander ab. Der Hypothalamus als Kommandozentrale schüttet selbst keine Hormone aus. Seine Mitarbeiterin, die Hypophyse, ist auch ein Kontrollorgan, aber gleichzeitig Hormonproduzentin. Einerseits gibt sie körperwirksame Hormone frei, andererseits sendet sie stimulierende Botenstoffe an andere Drüsen aus. Die Hypophyse besteht aus einem vorderen und einem hinteren Lappen, in denen sie verschiedene Substanzen produziert. Die Drüsen reagieren auf die Nachricht aus der Hypophyse und setzen daraufhin eigene Hormone frei. Zwischen den einzelnen Körperdrüsen, der Hypophyse und dem Hypothalamus besteht eine Wechselwirkung. Jeder weiß zu jeder Zeit über den jeweiligen Hormonpegel Bescheid, und auf diese Weise kommt es zu einem ausgeglichenen Zusammenspiel aller Hormone.

Die Körperzellen haben auf ihrer Oberfläche spezielle Rezeptoren, mit denen sie die Botschaft der Hormone orten können. Ist die Botschaft an der Zielzelle angekommen, wird das Hormon wieder abgebaut und über den Stoffwechsel ausgeschieden. Die meisten Hormone bestehen aus besonderen Eiweißketten. Manche sind das ganze Leben im Körper wirksam, andere nur zu bestimmten Zeiten. Während der Pubertät, in den Wachstumsphasen, zum Eisprung, im Schlaf, in Stress-Situationen, unter dem Einfluss von Sonnenlicht oder in den Wechseljahren. Auch Dinge, die wir riechen, hören oder sehen, beeinflussen den Hormonspiegel. Es gibt beschleunigende und verlangsamende Hormone. Die einen lassen die Körperprozesse schneller und effektiver ablaufen, die anderen sorgen für Ruhe und Entspannung. Vermutlich sind noch längst nicht alle im Organismus tätige Hormone bis in die letzten Einzelheiten erforscht. Bis die Wissenschaft das geschafft hat, dürfen wir unsere Hormone deshalb im Frühling völlig bedenkenlos Tango tanzen lassen. Wer weiß, wozu es gut ist.

Eingebunden
in die weise Ordnung
des Universums
wird unser Körper
von Kräften regiert
deren Fähigkeiten
die unseren weit übersteigt
Ein kleines Organ
mitten im Gehirn
verbunden mit allen anderen Organen
diffiziler vernetzt als das Internet
wacht sorgsam und fürsorglich
über die Liebe
die Kraft den Schlaf
das Wachstum
den Herzschlag
die Stoffwechselprozesse
und sämtliche unserer Launen
Eingebunden
in das weise Chaos
des Universums
wird unser Körper von Kräften regiert
deren Fähigkeiten
die unseren weit übersteigt

Auf der Hautoberfläche eines Erwachsenen tummeln sich so viele Lebewesen, wie es insgesamt Menschen auf der Welt gibt. In diesem unsichtbaren Kosmos der Mikroorganismen, die in und auf uns Menschen leben, gibt es Freunde und Feinde.

Die Tierchen, die uns unterstützen, bei der Verdauung helfen, Vitamine bilden, unsere Haut mit einer Schutzschicht überziehen und trockene Schuppen fressen, heißen Symbionten. Die meisten dieser Symbionten haben sich schon in der Steinzeit auf und im Menschen wohlgefühlt. Kleiner als der tausendste Teil eines Millimeters hocken sie zu Abermillionen auf unserer Haut, im Mund, im Darm, in der Vagina oder in den Augenbrauen. Der menschliche Körper ist ihr angestammtes Zuhause. Wir nützen ihnen und sie nützen uns.

Einige dieser Symbionten sind aber echte Fieslinge. So genannte opportunistische Mikroben. Ist der Mensch gesund, sind sie freundlich und hilfsbereit, zieht sich ihr Wirt aber eine Krankheit zu, zeigen sie ihrem Gastgeber ungeniert und ohne Scham ihr wahres Wesen. Bakterielle Hofschranzen, die dem König nur dienen, solange er König ist.

Etwa 99 % aller Symbionten, die uns bewohnen, sind noch nicht entdeckt und identifiziert. Klar ist aber, dass wir die Winzlinge für die Gesundheit brauchen. Über spezielle Signalmoleküle stehen sie in direktem Kontakt mit dem Immunsystem. Manche von ihnen üben eine Art privates Hausrecht aus, indem sie das Abwehrsystem über das Eindringen fremder Mikroorganismen informieren. Petzen, würde man das in der Menschenwelt nennen. Unsere persönlichen Keime bilden eine Art plapperndes Schutzschild gegen unbekannte Keime. Jede Familie oder zusammenwohnende Menschengruppe besitzt ihre eigene Flora und Fauna dieser Tierchen.

Die Mundhöhle ist ein Schlaraffenland für Amöben, Bakterien und Hefepilze. In den Augenbrauen siedeln winzige Spinnen. Alle Abschnitte des Darms sind von etwa 500 Arten Mikroben bevölkert. Und zwischen den Fußzehen sitzen Keime, die an der Herstellung käsiger Schweißfüße arbeiten. Diese Symbionten sind schon possierliche Lebewesen. Aber die kleinen Einzeller wollen auch nur leben.

Wenn unsere Augen Elektronenmikroskope wären, würde uns das bunte Treiben der Mikroorganismen vermutlich das Grausen lehren. Oder vielleicht auch nicht. Viren beispielsweise besitzen eine seltsame Schönheit. Wie fremde Wesen aus einem unbekannten Universum. Gefährlich und doch faszinierend. Viren sind keine richtigen Lebewesen. Um sich fortzupflanzen, brauchen sie einen Wirtsorganismus. Aus Sicht der Viren ist der menschliche Körper optimal geeignet. Groß, stark, gut genährt. Sie dringen über die Haut oder offene Wunden ein, schleusen ihre Erbinformationen in die Wirtszellen und vermehren sich explosiv. Der Virus hat gewonnen. Und wir haben einen Schnupfen oder schlimmeres.

Ebenfalls wenig erfreulich sind die kleinen Wesen, die meinen, der Planet Mensch könnte auch für sie eine geeignete Heimat sein. Seit Anbeginn der Zeit versuchen Pilze, Würmer, Milben, Wanzen, Flöhe, Läuse, Zecken und anderes Getier uns zu erobern. Früher hatten die unappetitlichen Belagerer mehr Glück. Mit zunehmender Hygiene sanken ihre Chancen, den Lebensraum Mensch zu besiedeln.

Unser Körper kann mit seinem raffinierten Immunsystem ohnehin die meisten Krankheitserreger alleine abwehren. Die gesunde Haut lässt keine Bakterien passieren. Tränenflüssigkeit, Spucke und Magensaft vernichten aufdringliche Viren mit Hilfe von scharfen Säuren und der lymphatische Apparat durchkämmt im Blut ununterbrochen den Körper, um eingedrungene Feinde zu suchen.

Schlüpft ein vorwitziger Keim aber doch mal durch die Maschen dieses Abwehrnetzes, tritt ein weiterer Schutzmechanismus in Aktion. Die als Fremdkörper identifizierten Zelloberflächen der Eindringlinge, die Antigene, rufen die Bildung von Antikörpern hervor. Antikörper sind spezialisierte Eiweiß-Zellen, die eine Art genetisches Gedächtnis besitzen. Sie können Antigene wiedererkennen und unschädlich machen.

Bei einer Allergie wendet der Körper diesen Schutzmechanismus gegen sich selbst. Aus bisher ungeklärten Gründen empfindet er die Zelloberflächen von harmlosen Blüten, Pferdehaaren oder Erdbeeren als gefährliche Eindringlinge, erklärt sie als zu bekämpfende Antigene und reagiert mit der Produktion von Antikörpern. Verirrt sich ein unschuldiger Blütenpollen dann aus Versehen in unsere Nase, startet der Körper sein ganzes verfügbares Abwehrprogramm. Mit Niesen, Husten und tränenden Augen versucht er den angeblichen Feind zu vertreiben. Und mit Atemnot zeigt er, wie bedrohlich dieser vermeintliche Gegner ist. Unser Körper ist wirklich ein geheimnisvolles Wunder.

Vom Kopf bis zu den Zehen
darf ich darauf vertrauen
dass mein Körper
mich auf jeden Fall gesund erhält
obwohl ich
umgeben von Bakterien
besiedelt
bewuchert
und besetzt
von allerlei Getier
ununterbrochen
attackiert werde
Ohne Angst
akzeptiere ich
Euer geschäftiges Treiben
und weiß, dass Ihr mir nichts Böses wollt
Toleranz und friedliche Koexistenz
ist nicht nur
Euch gegenüber
immer wieder
das Zauberwort
Sollen sie sich doch tummeln auf mir
diese Kleinstlebewesen
so bin ich wenigstens niemals allein

Während wir schlafen, amüsiert sich unser Gehirn ohne uns. Es spielt mit sich selbst. Vermutlich ist ihm langweilig, wenn wir ohne äußere Eindrücke in einem dunklen Zimmer herumliegen. Es gibt nichts zu sehen, nichts zu essen, nichts zu tun und kaum etwas zu hören.

Das Gehirn, das den ganzen Tag über damit beschäftigt ist, die Muskeln zu koordinieren, Input und Output zu sortieren, neue Erlebnisse abzuspeichern und alte Denkmuster zu wiederholen, gibt im Schlaf keine Ruhe. Aus seiner wachen Alpha-Aktivität schaltet es auf andere elektrische Wellen um. Es geht sozusagen auf eine andere Frequenz. Je nach Schlaftiefe verändern sich die Hirnstromkurven.

Das Einschlafen sollte nicht länger als zehn bis zwanzig Minuten dauern. Eine gemütliche Dösigkeit und ein Immer-Schwerer-Werden des Körpers kündigen den Wechsel vom Wachen zum Schlafen an. Herzschlag und Blutdruck verlangsamen sich, der Atem wird tiefer, die Augenlider zu öffnen, erscheint unmöglich und sanft gleiten wir in Morpheus Arme, der uns als Gott der Träume im Land des Schlafes willkommen heißt.

Im ersten Schlafstadium sind wir noch leicht zu stören. Nachbarn, die durch das Treppenhaus gehen, ein Motorrad auf der Straße oder ein Fernseher, der läuft, lassen uns wieder hochschrecken. In dieser Einschlafphase werden Geräusche als störend empfunden. Das Gehirn hat uns noch nicht völlig in den Schlaf entlassen. Manchmal kommt es zu einem Zusammenzucken der ganzen Körpermuskulatur, aus dem man auffährt und glaubt, schon sehr tief geschlafen zu haben. Elektrische Entladungen an den Endknöpfchen der Kontaktstellen zwischen Muskeln und Nerven sind dafür die Ursache. Im zweiten Schlafstadium weckt uns so schnell keiner mehr. Die Frequenzen des Gehirns verlangsamen sich, sinken eine Aktivitätsstufe und geben den Muskeln den Befehl, sich zu entspannen. Im dritten und vierten Schlafstadium, dem Tiefschlaf, hat das Gehirn auf Theta-Wellen umgeschaltet, und der Versuch, uns zu wecken, endet nur in einem unwilligen Grunzen. Jetzt will das Gehirn nicht mehr gestört werden.

Denn nun, etwa eine Stunde nach dem Einschlafen, beginnt die erste Traumphase. Fernab von unserem Alltagsbewusstsein produziert das Gehirn seine eigenen Bilder. Die Herz- und Atemfrequenz erhöht sich wieder und die Augen wandern hinter den geschlossenen Lidern hin und her. Rapid eye movements, abgekürzt REM, so wird dieser Schlaf genannt. Im REM-Schlaf sind wir leicht zu wecken, und wenn wir geweckt werden, können wir uns an die bunten Geschichten unserer Träume erinnern. Die REM-Phasen werden im Laufe der Nacht immer länger. Gegen Morgen verbringen wir bis zu einer Stunde im Traum.

Untersuchungen im Schlaflabor zeigen, dass wir im Non-REM-Schlaf, den Phasen ohne schnelle Augenbewegungen, ebenfalls träumen. An diese Träume kann man sich aber nicht erinnern. Nach einer Traumphase schaltet das Gehirn zurück in den Tiefschlaf. Dieser Zyklus mit den Phasen wiederholt sich mehrere Male. Mit neuen Energien gestärkt und gut erholt, wachen wir morgens wieder auf.

Schlaf ist für das Gehirn notwendig. Eine innere biologische Uhr zwingt uns ins Bett, ob wir genetisch festgelegte Frühaufsteher oder Langschläfer sind, ob Vollmond ist oder nicht. Mangel an Schlaf führt zu Reizbarkeit, Halluzinationen und labilem Ver-

halten. Das Gehirn braucht diesen hochkomplexen neuro-
physiologischen Zustand des Schlafes, um leistungsfähig und
gesund zu sein und zu bleiben. Etwa dreißig Prozent unseres
Lebens verbringen wir schlafend. Und während sich der Körper im
Dunkel der Nacht von den Anforderungen des Tages erholt, geht
das Gehirn mit uns auf wunderbare Reisen. Oder amüsiert es sich
vielleicht doch ohne uns?

Jeden Abend vertraue ich
meinen Körper der Dunkelheit des Schlafes an
und schmiege mich
wehrlos und nackt
an die zärtliche sanfte Brust der Nacht
Friede zieht in mein Herz
und im Traum
finden sich Lösungen für meine Sorgen
Jeden Abend begebe ich mich auf eine Wanderung
jenseits von Zeit und Raum
lasse alle Begrenzungen hinter mir
kann fliegen und Riesen besiegen
durch verschlossene Türen gehen
und die Welt aus den Angeln heben
Jeden Abend vertraue ich
auch meine Seele der Dunkelheit an
dem Schatten, dem fremden
dem anderen Teil in mir
Ich werde im Traum diese Nacht
meine Feinde töten, Köpfe zerhacken
und am Morgen
ohne schuldig geworden zu sein
erwachen
Welch wunderbares Ventil

Niemand hat jemals eine Seele gesehen. Operationen am offenen Herzen blieben ohne Erfolg. Gehirnchirurgen suchten vergeblich. Auch mit Röntgen, Ultraschall oder der Computertomographie fand sich bisher keinerlei Hinweis auf die Existenz einer Seele. Trotzdem ist ihr eine eigene Wissenschaft gewidmet.

Die Psychologie, die Erforschung der Seele, ist ein junger Zweig in der Medizin. Früher ordnete man das Verhalten der Menschen in Temperamente ein. Choleriker, Phlegmatiker, Melancholiker und Sanguiniker bevölkerten die Welt. Frauen hatten ohnehin keine Seele. Im Mittelalter wurde ihnen per Papstbeschluss eine zugesprochen. Die Menschen nahmen ihr Schicksal an, wie es kam, durchwanderten das irdische Jammertal und hofften auf bessere Zeiten im Himmel. Doch dann änderte sich plötzlich alles. Ein innovativer Arzt betrat die Bühne. Sigmund Freud war der erste Mensch, der ein Unterbewusstsein, ein Ich und sogar ein Über-Ich hatte. Die Psychologie war geboren.

Mittlerweile gibt es Formen, Richtungen, Ideen und Ideologien in der Psychologie, durch die selbst seelisch gesunde Menschen ihren Verstand verlieren können. Buddhistische Mönche widmen ihr ganzes Leben der Frage, ob es die Wiedergeburt gibt, aber hier kauft man sich ein Wochenend-Kurs zum Thema Reinkarnation und findet sich bedauerlicherweise nicht als Napoleon, sondern als gestörte Persönlichkeit wieder, die mit Psychopharmaka zurück auf die Füße gestellt werden muss. Freud wäre zutiefst empört.

Menschen sind schon eigenartige Geschöpfe. Verletzliche Geschöpfe. Nicht nur anatomisch. Erst die Wissenschaft von der Psychologie hat uns begreifen lassen, dass die Seele durch lieblose

Erziehung in der Kindheit schnell verbogen werden kann.

Glückliche Kinder sind arglos, offen und freundlich. Durch das Heranwachsen, Erfahrungen in der Kindheit und die Pubertät verändert sich der Charakter. Erwachsene sind nicht mehr so arglos, offen und freundlich wie Kinder, sind weniger spontan und weniger neugierig. Eine Entwicklung der Psyche oder Seele hat stattgefunden.

Zur rein intellektuellen Intelligenz gesellen sich die emotionale Intelligenz und die jeweils individuellen Lebenserfahrungen. Den meisten Menschen ist ein Talent angeboren. Handwerkliches, musisches oder ein besonderes naturwissenschaftliches Geschick prägen die Seele weiter. In der Midlife-Krise kommt die Frage nach dem Sinn des eigenen Lebens dazu. Durch Überwinden von Ängsten, Verarbeiten von schmerzlichen Erlebnissen, Loslassen von sinnlosen Verhaltensmustern und dem Akzeptieren der eigenen Sterblichkeit kommt der Mensch, wenn er Glück hat, zu einem abgeklärten, weisen und zufriedenen Alter.

Die Psyche ist ein weiter Raum, in dem vieles Platz hat. Kleine private Verrücktheiten, individuelle Macken, die jeder mit sich herumträgt, persönliche Eigenarten, Vorlieben und Verhaltensweisen. In der seelischen Entwicklung gehen wir oft im Kreis. Die Psyche wächst nicht so schnell wie die Haare. Solange wir aber niemanden quälen, bedrohen oder verletzen, dürfen wir uns alle Möglichkeiten für die Entwicklung der Seele zugestehen. Immer vorausgesetzt, wir glauben an etwas so Ungreifbares und Unsichtbares wie eine Seele.

Jenseits
aller anatomischen Beschreibungen
chemischer physikalischer
und elektrischer
Gehirnkapazität
ist dem Menschen
– und nicht nur ihm –
ein wunderbares Geheimnis beigegeben
Das feine Gespinst der Seele
Wo immer Du sein magst
was immer Du bist
Ich will alles spüren
Das Glück und den Schmerz, Trauer und Wut
das Lachen vor Freude an Liebe und Seligkeit
Verzweiflung und Angst, Kummer und Not
Tränen voll Abschied und Bitterkeit
Alles was mich lebendig macht
Die Vielfalt, das Bunte
die Schwäche
Verletzlichkeit und meine Kraft
Das alles findet sich
im Labyrinth dieser unbegreiflichen Seele
Sie zu begreifen, hieße Gott zu verstehen
Niemandem ist das gegeben

Eine biologische Uhr im Inneren aller Zellen sagt dem Körper, wie spät es ist. Der Morgen unseres Lebens gehört dem Wachstum. Alle Organe arbeiten auf Hochtouren, die Beine sind jung, die Energie ist grenzenlos und die Knochen sind elastisch. Nach zwanzig Jahren beginnt der Vormittag. Die Kraft hält an und der Mensch erblüht zu seiner vollen Schönheit. Alles ist ausgereift. Nun werden Häuser gebaut, Kinder gezeugt und Bäume gepflanzt. Bis weit in den Mittag steigt die Kurve unseres Lebens an. Vernünftige Menschen halten nun eine Siesta, legen eine Pause ein und überschauen von diesem Plateau ihr Leben. Zur Hälfte ist es vergangen. Bis zum Nachmittag bleibt noch viel Zeit. Hat man gut geschlafen und wenig Schokolade gegessen, wird man auf Mitte Dreißig geschätzt. Trotz der ersten Falten im Gesicht. Wen scheren schon ein paar Falten, solange die Vitalität ungebrochen ist. Die Ruhepause auf dem Gipfel des Lebens führt vielleicht zu neuem Tatendrang. Zu neuen Ufern und neuen Freuden. Doch plötzlich kommt der fünfzigste Geburtstag. Nicht mehr jung, aber auch noch nicht alt. Jetzt wollen die Wechseljahre bewältigt sein. Manchmal ist so ein komisches Drücken im Magen. Neulich sprach jemand von einer Brille. Der Zahnarzt verdient an Brücken und Kronen. Der Nachmittag des Lebens rückt näher. Die Kinder sind erwachsen und bauen eigene Häuser. Man geht freiwillig zur Vorsorge. Männer verlieren ihre Haare und werden distinguiert. Vielleicht sollte man doch ein Lifting erwägen. Zumindest mal fragen, was es kostet. Während man noch sein Taschengeld zählt, bricht der Nachmittag an. Die neue Brille steht uns richtig gut. Leider sehen wir mit ihr im Spiegel deutlich all unsere Falten. Der Gynäkologe spricht von Osteoporose und die Prostata blockiert die Erektion. Das Leben ist trotzdem schön. Wir gönnen uns eine lange Kreuzfahrt und genießen den goldenen Spätnachmittag des Lebens. Müssen nur nach jedem Landgang die Krampfadern so wehtun. Kaum wieder zuhause, konsultieren wir den Arzt. Ein Mittel für den Blutdruck und ein Mittel gegen Wasser in den Gelenken. Eine bunte Reihe an Pillen steht auf unserer Kommode. Der Abend des Lebens beginnt. Die Beine schmerzen, die Füße sind blau unterlaufen, das Gehen fällt schwer. Die Knochen sind nicht mehr elastisch. Die Blutgefäße werden brüchig, das Herz schlägt unregelmäßig und der Magen will nur noch kleine Mahlzeiten. Das Haar wird weiß und die Enkelkinder ekeln sich vor dem Gebiss, das in seinem Glas auf dem Nachttisch steht. Das Gehör wird schwach. Selbst mit Brille sind die Falten nicht mehr zu zählen. Immer öfter erwachen wir mitten in der Nacht.

Und freuen uns, wenn wir im hohen Alter noch klar denken können, an der Welt und ihren Geschicken teilnehmen dürfen, nicht einsam und abgeschoben in einem Heim leben und bis zum Tod unsere Würde behalten.

Das Altern vollzieht sich bei jedem Menschen individuell. Es gibt Achtzigjährige, die zur Universität gehen oder auf einem Kamel die Sahara durchqueren und Vierzigjährige, die schon alle Neugier verloren haben.

Gelebtes Leben hinterlässt Spuren. Vom Haar bis zu den Füßen. Alles Lebendige ist dem Diktat der Zeit unterworfen. Die einzige Chance, dem Alter zu entgehen, ist es, vorher sterben. Nur wer jung stirbt, wird nicht alt.

Steinalt will ich werden
klein und verrunzelt
mit einem Apfelgesicht
die Hände voll Altersflecken
Steinalt will ich werden
langsam zerbrechlich
und mit Sehnsucht nach Zärtlichkeit
Jeder will möglichst lange leben
aber keiner will alt sein
Als ob es eine Krankheit wär
beinahe schon durchsichtig
nahe der Ewigkeit zu wohnen
sich als tatternde Greisin
oder schlurfender Glatzkopf wiederzufinden
Steinalt will ich werden
müde und lebenssatt
voll Liebe und Weisheit
dass niemand dem Schicksal entgeht
Und Zeit will ich haben
Zeit
um Abschied zu nehmen
und den richtigen Augenblick
für meinen Tod
nicht zu verpassen

Das Leben ist eine geheimnisvolle Reise. Eine Reise durch die Zeit. Die Zeit, diese rätselhafte Dimension, nimmt uns als einzelliges Pünktchen im Mutterleib in Empfang, geleitet uns durch Kindheit, Blüte und Alter, durch Bausparverträge, Liebeskummer und Zahnwurzelbehandlungen, schenkt uns Freude und Leid und wacht über alle Tage und Nächte unseres Lebens.

Doch irgendwann, meistens plötzlich und unerwartet, beschließt die große alte Dame Zeit, dass unsere Reise durch ihre Dimension jetzt beendet ist. Sie schiebt uns in Richtung Ausgang. Das letzte Krümelchen goldener Sternenstaub unserer kostbaren Lebenszeit fällt. Unsere kosmische Eieruhr ist abgelaufen. Wir müssen durch eine Pforte. Niemand weiß, was uns hinter dieser Türe erwartet. Lebenden ist der Zutritt verboten.

Vielleicht erwartet uns das endlose Nichts. Vielleicht werden wir von pausbäckigen Trompetenengeln begrüßt. Vielleicht finden wir uns Lichtjahre weit entfernt auf dem Ereignishorizont eines Schwarzen Loches wieder, lassen gelangweilt die Füße in dessen Trichter baumeln und gucken zu, wie sie sich in lang gezogene Spaghettis verwandeln. Alle Prognosen sind nur Hypothesen. Als ewig ungeduldige Menschenwesen müssen wir warten, bis wir an der Reihe sind.

Niemand weiß, wie lange er lebt. Niemand weiß, wann sich der Kreis schließt. Niemand weiß, wann er den letzten Atemzug tut. Allerdings wird auch niemand verschont oder bevorzugt behandelt. Selbst die Mächtigen, die Wichtigen und die Unentbehrlichen haben im Angesicht des Todes Angst.

Dabei ist der Tod nichts, wovor man sich fürchten muss. Unser Herz, der treue Begleiter, steht still. Das Gehirn, der große Besserwisser, schaltet seine Frequenzen ab. Keine Alpha und Theta-Wellen mehr. Die Blutkörperchen, die fleißigen Marathonläufer der Gefäße, zerfallen und setzen ihren Farbstoff frei. Der Magen faltet sich zusammen. Die Hände öffnen sich.

Der Tod ist ein sanfter Freund. Zärtlich und friedvoll. Er nimmt uns in die Arme und pflückt uns die Seele von unseren müden Knochen. Wir dürfen die Welt getrost den anderen überlassen. Alle Schmerzen sind vorbei. Alles Fragen und Suchen ist zu Ende. Die viertausend Wochen unseres Lebens sind vorüber. Der Körper verweht zu Asche und Staub.

Bleiben wird nur, was wir in unserem Leben verschenkt haben. Liebe, Verständnis, Achtung und Akzeptanz.

Bleiben wird nur, was wir an Licht in diese Welt gebracht haben. Unsere Aufrichtigkeit, unser Mut und unsere Phantasie.

Bleiben wird nur eine Erinnerung an uns.

Keiner kann dem Tod entgehen. Das Leben ist ein Fest und der Tod ist der Abschlussball. Das Leben ist eine geheimnisvolle Reise und der Tod wohnt immer nur einen Wimpernschlag entfernt. Wir dürfen dem Sinn, der uns geboren hat, vertrauen.

Mit leeren Händen bin ich gekommen
mit leeren Händen werde ich gehen
Der Tod, dieser gerechte
unausweichliche und unabwendbare
Bruder des Lebens
nimmt mich nur ohne Gepäck in Empfang
Er hüllt mich in seinen dunklen Mantel ein
ich bin wehrlos
und leicht wie ein Kind
ich kann ihm vertrauen
und auch verzeihen
wie zerbrechlich wir Menschen sind
Er umgibt mich mit seiner stillen Gegenwart
ich komme zur Ruhe
erkenne und weiß
dass mein Leben nicht sinnlos
und dass es mehr als mein Körper war
Lass es schön sein
lass es hell sein
und lass es Tag sein
wenn ich zum letzten Mal singe
Ich bin nichts als Asche und Staub
und dennoch
wurde wegen mir die Welt erschaffen

Das Leben ist ein Wunder. Vertraue diesem Wunder. Liebe Deine Hände und Deine Füße, Deine Genitalien und Deine Organe, Dein Herz und Dein Hirn. Lehne nichts an Deinem Körper ab. Alles ist ein Wunder.

Lass Dich nicht von Händen anfassen, die Dir nichts Gutes tun. Auch wenn sie vielleicht einem Arzt gehören. Kein Arzt der Welt weiß über Dich und Deinen Körper so gut Bescheid wie Du selbst. Vertraue Dir selbst. Gib die Verantwortung für Dich und Deinen Körper niemals ab. Behalte immer Deine Würde. Sag niemals: Dafür bin ich zu alt oder zu jung, zu dick oder zu dünn, zu arm oder zu reich. Nimm Dir das Recht auf Dein eigenes Leben. Lebe heute, nicht morgen oder übermorgen. Oder wenn Du in Rente gehst. Du weißt nie, wann Dein Leben zu Ende ist.

Niemand darf Entscheidungen für Dich, für Dein Leben oder Deine Gesundheit treffen. Niemand kann es. Wir sind alle nur ein in die Welt gestelltes Bündel voller Fragen.

Liebe Dich. Liebe Deinen Mann, Deine Frau, Dein Kind, Deinen Hund, Deine Katze und Deinen Wellensittich. Sie sind lebendige Geschöpfe und haben auch ein Recht auf Liebe. Und wenn Du als Frau eine Frau oder als Mann einen Mann liebst, dann sei stolz auf diese Liebe. So wie es Tausende von verschiedenen Blumen gibt, gibt es Menschen mit verschiedenen Vorlieben. So wie die Schöpfung jede Blume einzigartig gemacht hat, dürfen auch wir Menschen einzigartig sein.

Das Wunder der Schöpfung ist die Liebe. Tanze dieses Wunder. Tanze, bis Dir der stinkende Schweiß herunterläuft. Du bist ein Mensch, keine Parfümflasche. Tanze, bis Du weinst vor Glück. Bis Du weinst vor Schmerzen und Trauer. Du bist ein Mensch, keine

Maschine, die nur funktioniert. Was hast Du schon zu verlieren? Außer Deinem Gesicht vor der Welt. Dieser Welt, die ebenso zerbrechlich ist wie Du selbst. Tanze als Börsenmakler mit Deinen Aktien, als Hausfrau mit Deinen Töpfen, als Mutter mit Deinen Kindern und als Sterbender mit dem Tod.

Alles vergeht. Alles wandelt sich. Weltreiche werden geboren und sterben. Genauso wie Du. Selbst die Erde wird sterben. Die Sonne, der Mond und das gesamte Universum werden sterben.

Bete es an, solange wie Du kannst. Solange wie es Dich gibt. Und wenn es Zeit ist für Dich, zu gehen, dann geh. Wenn es Zeit ist für Dich zu sterben, dann stirb. Lass die Welt in Frieden hinter Dir. Vielleicht findest Du Dich bei Gott auf dem Schoß wieder. Lachend wirst Du erkennen, dass letztlich alles ganz einfach war. Du bist alles und gleichzeitig nichts. Du bist nur zu Besuch hier auf der Erde. Wir sind alle nur zu Besuch.

Geborgen in eines Größeren Arm, von dem wir nichts, aber auch gar nichts verstehen. Glaube an Deinen eigenen Gott. An einen Gott, der Dir zusagt und gefällt. Solange es ein Gott der Liebe, des Lebens und der Liebe zu allem Lebendigem ist, ist es egal, an wen oder was Du glaubst. Nutze diesen Gott niemals dafür, Dich an Schwächeren oder Andersdenkenden zu rächen. Das verstößt gegen das Gesetz der Liebe. Und gegen das Wunder des Lebens. Gegen diesen ewigen endlosen zauberhaften unerklärlichen Tanz des Lebens. Du darfst daran teilhaben. Singe mit Deinen Blutkörperchen und Deinen winzigen Alveolen diesen Tanz. Singe das Wunder des Lebens. Du lebst. Du bist dieses Wunder.

Weitere Bücher der Autorin:

Süßes Schnitzel Winnifred
BoD ISBN: 9 7838 4822 9680   ab 10 Jahre
Winnifred, die Hauptperson der Erzählung, schildert aus seiner
Sicht und Erlebniswelt ein Schweineleben in der Massentier-
haltung von der Geburt bis zur Schlachtung. Winnifred ist ein
lustiges, freches und ziemlich cleveres Ferkel, das mit seinen
Geschwistern und Freunden uns Menschen zum Lachen und zum
Nachdenken bringt.

Fräulein Spatz will nach Rom, um die Römer zu fragen,
warum sie kein Dach über das Kolosseum gebaut haben
Bod ISBN: 978-3-7448-7190-7   ab 4 Jahre
Das Spatzenfräulein Agrippina wohnt mit ihren Eltern und
Brüdern im römischen Amphitheater von Trier. Keiner versteht,
dass sie immer friert. Um zu erfahren, warum die Römer kein
Dach über ihr Kolosseum gebaut haben, beschließt sie, nach Rom
zu fliegen. Auf ihrer Reise begegnet sie allerlei Tieren, die ihr
helfen, den für einen kleinen Spatzen weiten Weg zu finden. Sie
besteht viele Gefahren und hoch in den Alpen wird sie von einem
Steinbock aus Lebensgefahr gerettet. Agrippina schafft es tatsächlich, bis nach Italien zu fliegen. Neben ihrem Herzens-
wunsch, nie mehr zu frieren, findet sie dort auch noch auf andere
Weise ihr Glück.